大是文化

加爾維斯敦快速代謝飲食法

70%健康脂肪、20%蛋白質，
搭配10%碳水化合物，萬人驗證成功，
縮小腹、抗發炎、不復胖。

幫助超過100,000名女性瘦身成功
20年執業經驗的婦產科醫師兼醫學烹飪專家
瑪莉・克萊爾・哈弗
Mary Claire Haver, MD —— 著
詹雅棠 —— 譯

致每一位說過「請幫幫我，我不知道我怎麼了！」
的病患、朋友、同事、學生及網友們。

目錄

第三部　讓快速代謝變成一種日常　145

推薦序

掌握飲食「比例」，讓你飽足與減脂效果兼具

營養師／孫語霙

「吃對營養，才能高效甩脂。」這是我在 YouTube 頻道中不斷宣導的口號，為什麼想要減掉體脂肪，卻要吃得營養？不是應該「少吃、不吃」嗎？

我們的身體就像一臺精密的儀器，由呼吸、消化、生殖……不同系統分工合作，身體才得以穩健的運行下去，每一種營養素對身體來說，都是一顆小小的螺絲釘，有著無可取代的功能。

許多女性在減脂時期，習慣以生菜沙拉或水果餐取代正餐，整天下來，僅攝取了大量醣類及纖維，嚴重缺少油脂、蛋白質、鐵質、鋅等營養素，一段時間下來，就會發生排便困難、皮膚乾燥等困擾，甚至出現停經、性慾下降等問題。

此外，也有些人靠吃肉減脂，攝取大量肉類（按：如純肉飲食〔carnivore diet〕）、

拒吃任何全穀類及水果，等於身體變成缺乏膳食纖維、維生素C等有益物質，久了可能會導致血脂肪上升、免疫力下降。

在營養學上，我們把食物分成六大類，分別是全穀雜糧類、豆魚蛋肉類、乳品類、蔬菜類、水果類、油脂與堅果種子類，在減脂過程中，每一類的食物都可以吃，但「熱量控制」與「比例」卻是成敗關鍵！

在飲食精緻化的現代社會，我會建議想要減脂的人從「減少醣類」著手，把米飯、麵食、麵包等食物的分量減半，提高優質蛋白質，如雞蛋、豆類、魚類、瘦肉等食物比例，並在烹調時以「好的油脂」，如橄欖油、酪梨油、天然堅果油，達到吃得飽足與減脂兼具的效果。

本書作者瑪莉．克萊爾．哈弗（Mary Claire Haver）以自身減脂經驗，分享女性在更年期階段的身體變化，以及如何透過飲食三大面向：吃的時間、吃的內容、吃的比例，來調女性賀爾蒙，擊退更年期肥胖及發炎問題。

其中的方法包含了「建立規律的飲食作息、降低醣類食物比例、攝取能調節賀爾蒙的脂肪酸」，這麼做不但能讓女性在三餐吃得飽足，還擁有減少更年期併發症、預防癌症、紓解身心問題等益處，方法都簡單又好上手。

千萬不要覺得自己已進入熟齡，體重及外表問題已不再重要。我們都需要健康的身體來迎接人生下半場，一起加油！

（本文作者現為營養師、講師、專欄作家。曾經為了愛漂亮，用盡各種錯誤的減重方式，最後在營養飲食中獲救，成為營養師後，更努力鑽研體重控制、運動營養、美容營養等領域。）

前言
我在幾個月內減重九公斤且不復胖

自出生第一天起，我們的身體就不斷在變化。隨著時間過去，身體會逐漸老化，沒有人能避免。但是對於熟齡婦女來說，生理上的改變既顯著又讓人不安。一夕之間，身體突然出現奇怪的症狀，例如：潮熱（按：因卵巢分泌的類固醇激素雌二醇減少而引起皮膚發紅，通常有發熱、多汗和心跳快速等症狀）、莫名增加的腰腹脂肪、皮膚非常乾燥、出現很多皺紋、關節疼痛、掉髮、頭痛、腹脹、明顯的焦慮或抑鬱症狀、睡眠不穩、性行為疼痛，或是容易因為小事而情緒失控。

也許現在你已經有上述其中幾個症狀，相信我，你並不孤單，讓我介紹一個人，她非常了解你正在經歷的事情——那個人，就是我。

年近半百時，我同時兼任醫師、母親和妻子，又與多囊性卵巢症候群（PCOS）交戰，這是一種由胰島素（insulin resistance，簡稱IR）引起的疾病，導致胰島素沒辦法正常運行，幫助引導血液中的葡萄糖進入細胞，好讓細胞利用這些葡萄糖作為能量。經期不規律、長痘痘、不孕、卵巢囊腫和不必要的毛髮生長，都是PCOS的常見症狀。

約十分之一的育齡婦女患有多囊性卵巢症候群，其中大多數（約七〇%）因多囊而導致超重或肥胖，但我屬於那三〇%的正常體重。幸運的是，多囊是可以治療的，就我的情況來說，服用賀爾蒙很有幫助。

後來，我弟弟鮑勃（Bob）因肝衰竭而去世。幽默風趣的他是我女兒最愛的舅舅。我們之間有著很深切的手足之情，年輕時甚至是彼此的跳舞搭檔，橫掃了路易斯安那州所有舞蹈比賽的第一名獎杯。聽聞他去世的消息時，我的心徹底碎了，感受到無比的痛苦。

悲傷會讓人很反常，為了撐過這段難熬的時期，我開始暴飲暴食。我站在中島櫃前，配著葡萄酒，狼吞虎嚥的把小金魚餅乾吃下肚，經過無數次診間交班後，我變胖了九公斤，都快認不得自己的模樣了，只覺得自己很可悲。

憑藉著經年累月的醫學知識，我明白，在我這個年紀，該考慮停止服用賀爾蒙藥物了。和醫生討論之後，我們都同意我應該停藥。

但沒想到的是，原來當初因為服用賀爾蒙藥，掩蓋了更年期會出現的症狀，所以在停藥的兩週後，一切都突然改變了——而且改變程度非常劇烈，可說是急轉直下。

我開始出現潮熱，身體從裡到外都有燃燒的感覺。接著，是無數個失眠的夜晚，最令我困擾的是腦袋開始變得模糊且健忘，這種症狀通稱為腦霧。

此外，每次梳頭髮都會大量落髮，皮膚從頭到腳變得乾燥，為了讓肌膚保溼，我不得不改變保養流程。而身體疼痛的程度，嚴重到我甚至會對朋友開玩笑說：「只要可以舒緩疼痛，我願意獻祭我的長子來擋煞！」惡夢夜夜糾纏著我，害我全身被汗浸溼，而潮熱退去後，又變得冷到不行。

我明白這些變化是賀爾蒙造成的，但這些症狀實在太過強烈，讓我非常慌張，再加上不斷攀升的體重，讓我整個人變得一團糟。

在那時，我彷彿聽見鮑勃的聲音，向我說道：「親愛的，不要再深陷於悲傷之中，你可以靠自己的力量走過這段低潮。」

於是，我從減重開始著手，親自實行我一直建議患者做的事情：少吃、多運動。不過，雖然我的努力有獲得回報，但只減了不到一公斤，體重就馬上反彈。我努力節食、瘋狂運動，但幾乎沒有奏效，這真的很令人沮喪。

我意識到，我與許多我自己的病人一樣，都有體重上的困擾。我的病人坐在檢查室裡，緊抓身著的病人服，向我訴說明明改變了飲食和運動習慣，體重卻持續上升的挫折感。然後，我會向她們談論飲食和運動的綜效力量。

但對於這個年齡段的大多數女性來說，我所學的一切已經不再適用。她們多年來一直奮戰，嘗試減去頑強的體重，但就算減了也一下就回彈。直到這個狀況同樣發生在我身上時，我才發現，我當初給病人的建議，連我自己都幫不了，這才讓我意識到自己究竟做錯了什麼。

於是，**我全心投入體重管理和人體代謝方面的研究，特別針對女性**。過去在醫學院和婦產科住院醫師培訓時學過，熱量赤字是減重的唯一辦法，但顯然必須得有其他方法才行。我沒有所謂的標準答案，但我想知道我該如何引導、教導女性，幫助她們達到健康的體重、能量和良好的身體狀態。我很想理解，**為什麼減重和維持身材對女性來說會這麼難，尤其是逐漸邁向熟齡的女性**。

強烈的求知欲加上動力和決心，讓我獲得了意想不到的新發現。我的研究不斷圍繞著三個主題：間歇性斷食（intermittent fasting）、抗發炎飲食及營養素比例（調整蛋白質、碳水化合物和脂肪的攝取比例）。這三個原則，會是減重的關鍵嗎？

我決定根據這三個原則打造我自己的計畫，身體力行，開啟我的個人健康之旅。首先，我專注於時間安排，逐漸開始間歇性斷食。當我掌握這一點後，我開始專注於飲食內容，多吃蛋白質和纖維。我以橄欖油、酪梨、堅果和種子作為主要脂肪來源，避免食用精緻加工的碳水化合物（拒絕零食！），也避開含人工色素和香料的食物，因為這些食物會導致身體發炎、破壞腸道。**在這段過程中，我沒有計算過熱量**。

接下來，我進一步調整了宏量營養素（macronutrient，也就是蛋白質、脂肪、碳水化合物，微量營養素則指維生素、礦物質）的比例，攝取更多脂肪、適量的蛋白質、更少碳水化合物。

在幾個月內，我減了九公斤，腹部明顯平坦不少，但我很快的意識到，**體重減輕只是附加的好處**，更重要的是，**我覺得身體更健康、強壯、有活力，潮熱明顯減少，睡眠品質也提升了**。

我想確認這套飲食計畫不只對我有效果，所以我請朋友也嘗試這些方法，結果跟我一樣，他們發現自己的身材變得明顯有所不同；最重要的是，他們都同意這套方法一點也不難，不會經常感到飢餓，沒有戒斷的感覺，也不影響日常生活。

接下來，我把這個計畫傳授給我的病人，也獲得相同成果：體重下降、更年期症狀減緩，且更有活力。更棒的是，沒有體重回彈的狀況，這是過去許多減重計畫都做不到的。

看到這些成功案例，我覺得可以向更多受眾分享我的計畫了。我在臉書（Facebook）上推出免費入門計畫，徵求志願者。消息傳開後，許多人都利用此計畫成功減重，連難減的腹部脂肪都順利消失。我想讓更多人認識這套能瘦下來、不復胖的方法，讓大家親自感受它帶來的成功。

接著，我把這個臉書上的入門計畫，調整為更正式的線上企劃。不確定是出自什麼原因，但我注意到有很多女性註冊此企劃，幾週後，我們停止招募，進入執行階段。必須說，此企劃在如此短的時間內變得如此受歡迎，我實在很驚訝，在短暫時間內，這套飲食法竟成為人們口耳相傳、最火熱的醫學飲食食譜。

隨著報名人數持續飆升，截至今日，**此企劃已幫助成千上萬名女性減去多餘體重、縮小腰圍、改善健康**。

我把這套飲食法命名為加爾維斯敦（Galveston）快速代謝飲食法，加爾維斯敦源自德州一個沿海度假勝地城鎮。雖然我不是在那裡出生，但我在這裡行醫很長一段時間，也和丈夫在此扶養女兒，等同把這裡當成家鄉。

在一切都上軌道之後，我想進一步加強我的營養知識。因此，我註冊了路易斯安那州杜蘭大學（Tulane University）頗具盛名的烹飪醫學（Culinary Medicine）計畫。該計畫負責教育、培訓醫生和其他醫學專業人士，讓他們懂得應用醫學營養原則，以實用的方式幫助患者調整營養，進而改善健康。

經過六十小時的課程和多次實作後，我在二〇一九年取得烹飪醫學專家的資格。這次經驗更加鞏固了我開發加爾維斯敦飲食法的信心，也確認了抗發炎飲食的重要性。這門課程還強調一件事情：**營養攝取看似沒學問，但其實是最有效的方法**。

現在，能看到這麼多女性相信並投入這套飲食計畫，我感到非常感激且滿足，因為這些女性終於實現了她們一直想要的目標——獲得曼妙的身材與健康的身體。

營養素比例七：二：一，代謝速度最快

本書雖源自我的線上企劃，但也加入了新的資訊和方案。這些內容包含戒糖、對更年期問題的新見解、被低估的營養素資訊、宏量營養素能如何增進中年健康、全新食譜及飲食計畫，還有其他無法在網路上得知的實用知識。

即使你已經完成了線上課程，本書仍是有用的飲食指南，能幫助你在這趟旅程上繼續探索。如果你是第一次接觸我的課程，歡迎你！你現在有機會全面體驗不復胖的減重過程，從更年期前期、更年期至更年期後期，讓自己變得更幸福。

本書將幫助你更完整的了解自己的身體，並指導你如何善待這具身體。你會感受到內心的平靜，知道如何養成帶來喜悅與健康的新習慣，並與你的身體攜手合作，讓你看起來更加強壯、苗條和美麗。

這套飲食法並不像市面上常見的方法，也不是現在經常看到為期二十一天或三十天的飲食習慣養成。完全不一樣！雖然**許多女性參加此課程是為了減重，但我的主要目標是讓你在接下來的每一天都能活用這套飲食法，最終改變你的生活型態**。

考慮到這個長遠的目標，根據起初我設計的框架，我把此法歸納成三大原則。只要貫徹這些原則並養成習慣，你就能成功。所有的習慣都是藉由行動、學習和重複建立起來，

讓你形成身體記憶。換句話說，你在執行時不會多想，反而當成日常生活的一部分。為了培養良好的習慣，以下三個要素缺一不可：

1. **間歇性斷食**：對於女性的賀爾蒙平衡、新陳代謝和降低發炎方面，間歇性斷食都有顯著的功效。**在三大要素中，這是大多數女性最有感的一個**，她們告訴我，學會間歇性斷食的身體感覺煥然一新。

一六八間歇性斷食——一天有十六小時斷食，並在剩下的八小時內進食。我之所以喜歡這種方法，是因為斷食時間橫跨晚上，代表在不能進食的十六小時中，理想上有一半的時間你都在睡覺！因此，這是一個容易養成的習慣。

2. **抗發炎飲食**：對許多疾病而言，**慢性發炎是導致體重增加的潛在問題**，但體重增加也會引起發炎，因此這其實是惡性循環。隨著年齡增長和更年期賀爾蒙波動，炎症往往會加劇。我們平常吃的許多食物只會幫倒忙，因為它們會引起炎症；不過，還是有許多食物可以抵抗發炎，所以此方法著重於減少促進發炎的食品，並多攝取抗炎食物。

3. **調整營養素比例**：為了持續、長期的減重，你的身體必須轉換能量使用，以燃燒更多脂肪，而非葡萄糖（通常由碳水化合物豐富的飲食提供）。如果你沒有燃燒血液中的所有葡萄糖，多餘的葡萄糖就會被儲存在脂肪中。

基於這項事實，**我制定了一個由七〇%健康脂肪、二〇%精瘦蛋白質和一〇%優質碳水化合物組成的營養原則**。這個比例達到了三個重要的代謝功效：它鼓勵身體燃燒脂肪，訓練身體打破對糖和加工碳水化合物的成癮，重新將飲食聚焦在健康的食物來源上。

當你準備好維持這三大要素後，我會在第十章介紹「維持計畫」，逐步降低脂肪攝取百分比，增加碳水化合物比例，最終在四〇%的脂肪、二〇%蛋白質和四〇%碳水化合物的比例下達到平衡。

當你融會貫通方才提及的三個行為後，你的身體會開始更容易燃燒脂肪，並停止在不希望的地方（如腹部）堆積脂肪。因此，你可以在這個計畫中減去大量的體重。

凱莉（Kelli）就是一個很好的例子，她開始實行並持之以恆數個月後，**減掉了四十五公斤！她的腰圍減少了三十六．八公分、臀圍減去二十四公分**。但除了減重，凱莉還注意到她的睡眠模式、精力和消化功能都顯著改善，也減少了潮熱等更年期症狀。

我的方法會如此有效，關鍵在於這三個組成要素交互作用，帶來最大的效益。你必須進行間歇性斷食以降低發炎反應並開始燃燒脂肪；但不能只斷食卻仍繼續吃會引發炎症的油炸食物，還期望燃燒脂肪並保持體重。此外，你必須以多樣的抗發炎食物滋養身體，此外，還需要重新調整宏量營養素比例，包括更多脂肪、適量蛋白質和健康碳水化合物。

也許你會好奇，需要執行多久才能恢復健康？答案很簡單：沒有固定的時間。每個人減重、恢復健康的速度不同，但更重要的是，我們必須理解，這不是傳統認知的飲食法，而是一種生活方式。

請不要因為這是一個長期的計畫而感到沮喪，一旦學會這種生活和飲食方式，它就會變成自然而然的習慣，那些舊的、有害健康的習慣——總是想吃速餐或甜食——都會成為過去式。

加爾維斯敦快速代謝飲食始於精心策畫的四週計畫，幫助你改變飲食方式，但那只是一個開始。為了長久堅持下去，你將轉換到較長期的飲食計畫，我會在最後一章中做更多講解。

大多數書籍只提供短期的營養計畫，沒有指導你在幾週後該怎麼做，導致你喪失方向，不知不覺間又回到過去不健康的飲食方式（體重也會回升）。但是，有了這個長期計畫，上述情況就不會發生，此飲食法將幫助你把抗發炎食物融入日常生活中，改變宏量營養素攝取比例，減少脂肪、增加碳水化合物，並透過間歇性斷食來有效維持體重。

請記住，飲食（diet）一詞來自希臘語單字「dieta」，為「正常生活」之意。然而，現今這個詞大多都用來表示「減少食物的熱量攝取以幫助減重」，而不是享受食物的健康方式。

只要遵循此法，並改變你的生活方式，你最終會像我一樣發現，減重只是這個飲食法的好處之一（順帶一提，即使你滿意自己的體重，也可以遵循此計畫，我現在已經處於健康體重，仍持續遵循這種生活方式）。

許多其他好處包含：更年期症狀減輕、血糖控制、血脂範圍正常、優質睡眠、腸道健康、精神好、皮膚光滑等，整體上都會感到更健康。

過程中難免會面臨起起伏伏，在向前邁進之前，你可能會先後退幾步，但那也沒關係。這最終仍是一趟往前行進的旅行，讓你更懂得如何照顧自己，只要堅定的走下去，你的生活和健康就會出現明顯的改變，我很高興能和你一起走上這段旅程。

第一部

改變，
從了解身體開始

第 1 章

進入中年，內臟脂肪是大敵

進入更年期後產生的變化，光用「嚴重」兩字來形容遠遠不夠，那段期間對我來說簡直就是地獄，潮熱、夜間盜汗、髮量稀疏、皮膚乾燥、體重增加……一切都讓我心力交瘁，只希望能早日解脫。

但是現在回頭審視，我終於看清當時不明白的事情，很後悔當時自己沒能早點認清，例如：更年期症狀可能從三十幾歲開始，如果我早一點開始進行賀爾蒙替代療法，整個過程就會更加舒適，另外，就算出現情緒化、沮喪或焦慮等心理狀態，也不代表我瘋了！

這是所有女性都會經歷的正常階段，主要由賀爾蒙的波動所引起。這種生理上的變化可被分為三個階段：進入更年期前期、更年期及更年期後期。每個人的感受或多或少都不相同，現在就讓我們看看每個階段會發生什麼事。

更年期前期的身體變化

在三十歲中半到四十歲出頭，你可能會感受到自己的身體在變化。即使體重數字沒有變化，你可能會留意到，覺得同一件衣服穿起來越來越緊、皮膚變得更加乾燥，還多長了一些皺紋、看起來更加疲倦，鏡子前的自己彷彿是個陌生人。

如果你有感受到這些變化，那你可能已經進入賀爾蒙波動的第一個階段——更年期前期。這是進入更年期前的過渡期，這個階段可能持續數月甚至十年，才會進入更年期；這是身體自然的轉變過程，你會開始分泌較少的雌激素，隨著卵巢分泌的雌激素（Estrogen）減少，月經週期變得不規則，甚至可能不會來，最終，月經週期將完全停止。一旦一年內都沒有月經，表示你已經正式進入更年期。

每個女人的經驗都是獨特的。有些人沒有症狀，就算有也很輕微，但也有些人會經歷非常嚴重的痛苦。症狀通常始於更年期前期，但可能會持續到更年期。幸運的是，進入更年期後期時，大部分的主要問題都會消失。

以下是更年期前期開始出現、常持續到更年期的症狀：

1. 體重增加

這可能是你閱讀本書的主因！以前你就算盡情享用玉米片、巧克力棒和起司漢堡，仍然穿得下 S 號的衣服，但是現在光是吃幾片洋芋片，就可能必須換穿大一號的裙子，有彈性的鬆緊褲也變成衣櫃裡的必備單品。

體重莫名增加，主要是因為賀爾蒙變化影響了食慾和新陳代謝，尤其當這些賀爾蒙控制脂肪時更是如此。這些額外的體重可能會增加或惡化症狀，像是盜汗、潮熱，和肌肉、關節及膀胱問題。

潮熱的症狀越來越顯著，可以追溯到研究人員所提出的「體溫調節理論」。如果相對於肌肉，你的身體上有更多脂肪，那這些脂肪會為身體隔熱，使散熱變得更加困難，因此身體會保留熱氣、無法分散，導致潮熱更加嚴重。

這部分研究已有許多證據支持，一項二〇一七年研究發現，過重或肥胖女性在經歷更年期時，往往會有更加劇烈的症狀，如夜間盜汗和潮熱更加頻繁。此外，關節疼痛、肌肉疼痛、陰道乾燥、尿失禁和其他膀胱症狀，在超重女性中通常更為嚴重。

中年女性面臨的另一項挑戰則與內臟脂肪有關，這些脂肪包裹著我們的器官。我稱之為「更年期腹部肥胖」，由循環雄激素（睪酮和其他激素）的活動增加所致。內臟脂肪以腰臀比（waist-hip ratio，簡稱 WHR）的增加為指標，也就是腰圍與臀圍的比率，清楚展現出腰部、髖部和臀部的脂肪量。

除了影響外觀，內臟脂肪還與增加罹患嚴重疾病的風險有關，例如心臟病、乳癌、子宮癌、糖尿病、高血壓、中風、睡眠呼吸中止症和許多其他令人不安的疾病。

這裡的重點是，**如果能控制體重，你就能大大減緩許多更年期前期和更年期的嚴重困擾，並減少罹患許多可怕疾病的風險因素**。中年人脂肪過多，不僅會造成美觀問題，亦可能嚴重影響健康。

2. 潮熱

當你梳好頭髮、化好妝，準備出門時，突然之間，你的上半身和臉部傳來一陣強烈的熱氣，持續數秒至數分鐘，讓你想馬上脫掉精心準備好的衣服。有些女性每個月可能只有一、兩次潮熱，有些人則是每天都在經歷。

夜間潮熱（盜汗）可能會讓你突然從睡夢中驚醒，中斷睡眠，讓你在隔天感到疲憊、無精打采。

3. 掉髮和髮量變化

進入中年後，頭髮會開始出現變化，通常，頭皮的某些部位變得稀疏，而不是明顯出現禿頭。此外，也可能會在洗頭或梳頭時大量落髮。

進入中年後的掉髮問題，主要歸咎於賀爾蒙失衡，具體來說是雌激素下降和睪酮活性上升所導致。當雌激素充足、睪酮活性相對較低時，頭髮會生長得更快，也會在頭上停留更久。至於那些長在臉和下巴上的小鬍鬚又是從哪來的？其實也是源自睪酮活性上升。

4. 失眠

你的睡眠模式可能變得像新生兒一樣，每兩小時就醒來一次，不僅感到飢餓，還不斷想小解。你每晚會翻來覆去，祈禱自己的思緒能靜下來，你才得以入睡。你可能正因失眠（難以入睡）而苦，或總是比平常更早醒來，此外，夜間盜汗也可能讓你難以入睡。再次強調，這裡的罪魁禍首是賀爾蒙波動，因為你的雌激素和黃體素水平不斷上上下下。

5. 記憶力衰退和腦霧

絞盡腦汁、試圖記得某件事情，好像快要想到、卻說不出來的那個感覺，你明白嗎？突然發現自己站在房間中央，不知道自己怎麼來到這裡，或是接下來應該做什麼？同一件軼事，這星期你已經向丈夫或孩子講過幾次了？這種狀況通常稱為腦霧，在進入更年期前期和更年期時很常見，是身體分泌的雌激素較少所造成。

6. 陰道和膀胱問題

由於雌激素水平下降，陰道壁會變得更乾燥、薄弱、缺乏彈性，甚至有人把這種乾燥感比喻為像是陰道長滿了蜘蛛網！這些變化可能導致性交時的疼痛和不適，當雌激素水平較低時，會更容易感染。由於膀胱靠近陰道，陰道壁變薄也會影響膀胱，若喪失組織張力，可能導致尿失禁和頻繁的膀胱感染。

7. 性生活改變

性生活會因為不同情況而產生變化，其中一種情況就是女性賀爾蒙在中年時期下降。這會造成很大的影響，包括性興奮和性慾下降，但是，如果你更年期前的性生活很豐富，你現在可能仍擁有健康的性慾。不用對五、六十歲以上的性生活感到不安，**我希望你記住，只要你想，你的性生活可以持續一生！**

8. 情緒波動起伏

這種情緒上的起伏，用「易怒」來形容實在太過簡單，更像是**經常因為微不足道的小事而失控，無法控制情緒波動和脾氣**。再加上睡眠被潮熱影響，時常感到疲憊，導致問題更加嚴重。對許多女性來說，這是最糟糕的症狀，因為你會突然覺得自己變得不像自己。

再者，造成這種變化的一大主因是雌激素水平，雌激素控制大腦產生的血清素，而血清素是能幫助調節情緒的化學物質。

如果產生的雌激素較少，那血清素也會減少，這可能會直接影響你的情緒穩定程度和樂觀程度。應對情緒波動時，請記住，這些情緒都不是你的錯，只是你的身體正在發生變化而已。同時，也要向你的伴侶解釋這個特定症狀背後的生理原因，對方才能更有耐心的理解並接受。

9. 其他症狀

更年期前期還會出現許多其他症狀，卻很少有人事先警告我們，這些症狀包括：乳房疼痛、皮膚乾燥發癢、心悸、恐慌發作、便祕、頭暈、口乾、尿失禁、暴怒、高血壓、高膽固醇、眼睛乾涸、頭暈、頭痛或偏頭痛。

這套飲食法，將幫助你在更年期前期對抗體重增加和其他症狀。

更年期，代謝問題逐一出現

緊接更年期前期的便是更年期，這時，你的卵巢會停止產生賀爾蒙，也會連續十二個月沒有月經。雖然更年期開始的平均年齡為五十一歲，但在四十五歲到五十五歲之間開始都算正常。

在更年期時，體重增加會更加明顯，減重也變得更困難。四十五歲到五十五歲的女性，平均體重增加五．四～六．八公斤，還會感受到更強烈的飢餓信號，讓你想吃更多的食物，陷入增重循環之中。

與此同時，其他代謝問題也紛紛浮現，包括胰島素阻抗、葡萄糖與脂肪代謝異常，此外，第二型糖尿病、骨質疏鬆症、心臟疾病和癌症的風險亦隨之增加。

一項研究調查飲食對於更年期女性健康的影響，共追蹤三萬五千名女性，追蹤時間長達四年，其結果令人驚訝：比起主要攝取魚和富含維他命的食物（如綠葉蔬菜、水果、雞蛋）的女性，**攝入過多精緻碳水化合物（如米飯、義大利麵、洋芋片和蝴蝶脆餅）的女性平均提早一．五年進入更年期**。

為什麼？研究人員推測，高碳水化合物飲食會刺激胰島素分泌，進而引起胰島素阻抗，干擾性激素活動。

這項研究提醒我們，及早發展、維持健康的飲食習慣，對中年健康和更年期的照護至關重要，而這就是這套飲食法的主旨！

不幸的是，還有其他健康風險與更年期緊緊相繫。在更年期開始之前，卵巢產生的雌激素可以保護我們避免心臟病和中風。更年期後，因為體內雌激素的產生減少，女性則失去了這層保護。

中年期還會帶來其他導致心臟疾病的風險因素，例如膽固醇過高、高血壓和缺乏運動，一旦你開始加爾維斯敦飲食計畫，你將學會如何緩和、管理甚至停止這些症狀。

享瘦新人生

桑德拉（Sandra）長期超重十八到二十二公斤，當年紀邁入五字頭時，她下定決心要變得健康。

揮別過往失敗的減重經驗，桑德拉感受到加爾維斯敦快速代謝飲食法帶來的改變，她說：「我所經歷的變化，至今仍令我不敢置信。」

桑德拉減掉近二十五公斤，降至健康的五十四公斤，而且比二十年前睡得更好、感覺更有活力，也不再受背痛所苦。她說道：「我感受到前所未有的快樂！」

更年期後期，內臟脂肪大幅增加

連續十二個月以上月經沒來，代表你已經正式進入更年期後期。在這個階段，你的細胞可能會儲存比以往更多脂肪，代謝脂肪的速度則會變慢。相較於更年期前期的女性，後期罹患內臟脂肪型肥胖的風險增加將近五倍。

此外，你的肌肉量可能會下滑，使新陳代謝變慢，身體不再像以前一樣高效燃燒卡路里，賀爾蒙分泌則會持續低迷。

接下來，我會說明幾種與更年期後期相關的併發症。為了在這個階段保持健康，了解這些情況及其風險因素非常重要，如此一來，我們可以事先採取改善營養攝取比例等措施，以降低罹病風險。

1. 骨質疏鬆症

此病症會使你的骨骼變薄，容易骨折，特別是髖部、脊椎和手腕部分。骨質密度會隨著更年期流失，你可能會在六十歲失去高達二五%的骨質密度，因為你體內的雌激素量正在下降。

在更年期後期，每三位女性就有一位有骨質疏鬆症，對這種病人來說，脆弱性骨折風險比罹患乳癌更大。

不過，即使你已被診斷出骨質疏鬆症，還是有解決辦法，其中最好的方法之一就是重量訓練，例如阻力訓練（按：透過肌肉對抗外在阻力的方式，以達到鍛鍊肌肉的效果），與重量訓練相同，只是以阻力代替附加重量。我個人喜歡重量訓練，不僅可以讓肌肉線條變得健美，還可以增強骨骼。你的骨骼需要抵抗重力的力量，才能預防進一步的骨質流失。攝取營養也很重要，而加爾維斯敦飲食法可以提供你所需的營養。

2. 心血管疾病

大眾常有男性才會罹患心血管疾病的迷思。其實，在美國，對婦女來說，心血管疾病是最大的健康威脅，尤其是進入更年期和更年期後期的女性。

更年期不會直接導致心血管疾病，但它會增加罹患風險。當你體內分泌的賀爾蒙減少時，心臟疾病的風險也隨之增加。進入更年期後，你可能會出現高血壓、低密度脂蛋白（low-density lipoprotein，也就是所謂的壞膽固醇）和三酸甘油酯升高等問題。根據美國心臟協會（American Heart Association）的數據顯示，三分之一的女性在更年期期間會罹患心血管疾病。在進入更年期十年後，女性心臟病發作的機率也會增加。

3. 憂鬱症和其他心理健康問題

在更年期後期，罹患憂鬱症的風險會變得更高。除了賀爾蒙水平下降作祟之外，這個年齡的人生活上出現重大變化，也可能導致憂鬱症，例如子女離家、離婚、配偶去世、讓人壓力大的退休規畫，以及各種年紀到了會有的健康問題等。

有一項二〇一九年的研究，調查三百七十一名未進行賀爾蒙補充治療的更年期前期和更年期女性，探討憂鬱症的發生頻率；其中，只有二一％的更年期前期女性有輕微憂鬱症，而近六〇％的更年期婦女正面臨重度憂鬱（比輕度憂鬱危險，需要緊急治療）。

當你陷入憂鬱的漩渦之中，可能會感到悲傷、易怒、缺乏動力，或是覺得未來前景黯淡。每天都像行屍走肉一般，只是做平常會做的事，卻得花上更多時間，而且感受不到生活的樂趣。若你開始感受到這些心靈上的變化，就應該找醫生討論，憂鬱症可以治療，你不必默默隱忍。

享瘦新人生

加爾維斯敦快速代謝飲食法已被證實能夠可以幫助患有高血壓的女性。透過這項計畫，有些人甚至減少了藥物使用量（經過醫生許可），萊西婭（Lesia）就是其中一人，她的劑量成功減少一半，卻能維持同樣的血壓控制效果。隨著內臟脂肪減少，就能看到這種成效；萊西婭的腰圍減下了不少，現在再也不用穿XL號的褲子了。

4. 更嚴重的陰道乾燥

陰道乾燥通常發生在更年期前期，並一路延續到更年期，且可能在後期變得更加嚴重。隨著年齡增長，由於賀爾蒙分泌變化，陰道壁會萎縮、變薄。因為雌激素水平下降，變薄的陰道壁內膜細胞會分泌較少水分，這可能導致性交疼痛、頻繁的泌尿道感染、陰道感染及尿失禁。

不過，**你不用擔心私密處問題會影響到性生活。只要使用夠多陰道潤滑劑，就能解決這個問題**；許多非處方潤滑劑可用於緩解陰道乾燥和疼痛，透過改變陰道的pH值，從而降低泌尿道感染的風險。

請務必選擇陰道專用的潤滑劑，避開香精、草本萃取物、人工色素等內容物（我個人最喜歡的潤滑劑品牌是Überlube和K-Y SILK-E）。建議在進入更年期前就開始使用，以維持性交時的愉悅度，讓性生活有趣又親密。

此外，也可以考慮去找醫生評估，進行賀爾蒙補充治療，通常會透過乳霜或是避孕環的形式，讓賀爾蒙直接作用於陰道組織，改善潤滑問題。

三個原則，剷除頑固小腹

除了我自己之外，我還協助約十萬名女性對抗小腹等頑固脂肪，並提供解決中年女性健康問題的祕訣。

讓我們回顧一下先前提及過的三大關鍵：

1. 吃的時間集中：進行間歇性斷食

如前言所提到，間歇性斷食是這套飲食法的核心。即使看起來很難執行，但我向你保證，這是最容易養成並維持的習慣！

什麼是間歇性斷食？其實就是每天斷食約十六個小時（大多是在晚上），並在剩下的八小時進食。對於中年女性，斷食有很多好處，我會在第四章詳細介紹。

2. 吃的內容健康：進行抗發炎飲食

大多數時候，體內的發炎反應對人體來說其實是救星，使身體能夠抵抗各種病原體，如細菌和病毒，避免引發疾病。但有時，發燒過程無法順利停止，反而會對健康產生各種不良影響，例如體內的發炎導致體重增加，讓你難以減重。

但幸運的是，加爾維斯敦飲食法呼籲，要避免導致發炎的食物、多吃抗發炎的食物來緩解此問題。添加物、單醣及加工碳水化合物都會導致發炎，所以必須減少攝取這種食物，若能完全戒掉，對健康、身體和體重都更有用。這樣做不僅會減輕更年期症狀的嚴重程度，還會減少其發生頻率，可說是一舉兩得！

你正值更年期的哪個階段？

如果你不確定自己正處於哪個階段，你可以透過下方的列表進行評估。它將各種更年期常見症狀區分成不同強度，並幫助你了解自己是處於更年期前期、更年期還是更年期後期，或者還沒有明顯的進入某一階段。

看診時，你可以把此分數當作參考，並在進行加爾維斯敦飲食法時以其為指標。

1. 潮熱
☐ 無　☐ 輕微　☐ 中度　☐ 嚴重

2. 頭暈目眩
☐ 無　☐ 輕微　☐ 中度　☐ 嚴重

3. 頭痛
☐ 無　☐ 輕微　☐ 中度　☐ 嚴重

4. 易怒
☐ 無　☐ 輕微　☐ 中度　☐ 嚴重

5. 憂鬱
☐ 無　☐ 輕微　☐ 中度　☐ 嚴重

6. 不被愛的感覺
☐ 無　☐ 輕微　☐ 中度　☐ 嚴重

7. 焦慮／情緒起伏明顯
☐ 無　☐ 輕微　☐ 中度　☐ 嚴重

8. 失眠
☐ 無　☐ 輕微　☐ 中度　☐ 嚴重

9. 異常疲備
☐ 無　☐ 輕微　☐ 中度　☐ 嚴重

10. 背痛
☐ 無　☐ 輕微　☐ 中度　☐ 嚴重

11. 關節疼痛
☐ 無　☐ 輕微　☐ 中度　☐ 嚴重

12. 肌肉疼痛
☐ 無　☐ 輕微　☐ 中度　☐ 嚴重

13. 臉部毛髮增長
☐ 無　☐ 輕微　☐ 中度　☐ 嚴重

14. 皮膚乾燥
☐ 無　☐ 輕微　☐ 中度　☐ 嚴重

15. 皮膚有蟻走感
☐ 無　☐ 輕微　☐ 中度　☐ 嚴重

16. 性冷感
☐ 無　☐ 輕微　☐ 中度　☐ 嚴重

17. 性交不適
☐ 無　☐ 輕微　☐ 中度　☐ 嚴重

18. 陰道乾燥
☐ 無　☐ 輕微　☐ 中度　☐ 嚴重

19. 頻尿
☐ 無　☐ 輕微　☐ 中度　☐ 嚴重

20. 健忘／思緒不清（腦霧）
☐ 無　☐ 輕微　☐ 中度　☐ 嚴重

計分方式：檢視您的答案並按照以下方式進行評分：「無」為零分，「輕微」為 1 分，「中度」為 2 分，「嚴重」為 3 分。
加總後，若為：
20 分（含）以下：雖然你已經有一些症狀，但是你的症狀不太可能與更年期有關。
21 分～ 40 分（含）：你的症狀可能與更年期有關。
41 分以上：你的症狀與更年期有關。

在第五章中，我會針對這部分進行更詳細的說明。

3. 吃的比例營養：調整營養素比例

如果你的身體健康，飲食以碳水化合物為主，身體會燃燒這些卡路里來產生能量，並將多餘的卡路里儲存為脂肪。但為了防止脂肪儲存、刺激其燃燒，你必須減少碳水化合物的攝取。

在此階段，你將調整宏量營養素（蛋白質、複合碳水化合物和健康脂肪）的比例，以調節身體，利用脂肪產生能量；**新的比例為健康脂肪七〇%、精瘦蛋白質二〇%和碳水化合物一〇%。雖然比例為高脂肪、低碳水，但這並不代表你正在遵循生酮飲食**。對大多數人來說，傳統的生酮飲食會引起發炎反應，而我的飲食法恰巧與此相反，將重點放在降低炎症上。

第七章將會深入探討該如何挑選碳水化合物，教你選擇含有纖維、維生素和抗氧化劑的食物，像藜麥、燕麥、紅薯、藍莓、蘋果等，都是很好的抗炎碳水化合物。

等到你開始進行維持計畫時，你會再次調整宏量營養素比例，改為攝入更多碳水化合物和少量脂肪。最終，你將重新修正比例，變成四〇%脂肪、二〇%蛋白質和四〇%碳水化合物，並長期維持。

享瘦新人生

保拉（Paula）二十多歲時，發現自己有多囊性卵巢症候群，三十多歲時還罹患甲狀腺癌。無論嘗試什麼方法，她都無法成功減重，更糟糕的是，在四十多歲時，她的體重又往上飆升，使她幾乎快要放棄瘦身這件事。

保拉是消防員，知道保持健康和體態的重要性，但在她開始執行我的飲食法之前，這一切似乎都遙不可及。

她說：「我開始間歇性斷食、吃抗炎食物，並計算宏量營養素，調整身體能量。神奇的是，我的體重竟然就這樣開始減輕，太簡單了！醫生將我因多囊而服用的二甲雙胍藥量減半，現在甚至認為我已經可以停藥。正因如此，我相信正是這套飲食法，治癒了我過去二十多年來與胰島素的戰爭，且成功防止我罹患第二型糖尿病。」

此外，在改變生活方式時，親友的支持非常重要。保拉的丈夫跟著她一起執行，自己也減掉超過二十二·五公斤。

她補充道：「這大大改變了我們的生活，這套飲食法已經融入我們的生活方式。」

魔鬼藏在細節裡

作為加爾維斯敦飲食計畫的一環，我強烈鼓勵你進行全身重量訓練，並定期做有氧運動（快走、慢跑、有氧運動器材……任何你喜歡的運動都可以）。不要害怕重訓，即使重量很輕，也會對身體有幫助。

隨著年齡增長，肌少症的風險越來越高，如果不進行負重運動，肌肉量會逐漸流失，減緩新陳代謝。而最終的結果，就是導致體重不斷增加。此外，進行有氧和負重運動，可以讓你在運動後繼續燃燒卡路里，既能保持肌肉量又能燃卡，一舉兩得！

以正確的心態面對更年期

在女人的一生中，會經歷幾個美麗的階段，又或者說，會打開幾道新世界的門。初經是通往成年的大門，而對某些人來說，懷孕生子是通往母親的大門；這兩者都被視為值得被讚揚的勝利，但是，更年期卻普遍被描述為「失去」的階段——失去生育能力、美麗、性感和自我價值。

但我認為，更年期是通往顛峰的新世界大門。一名女性的生命中，有四〇%的時間是在更年期後，這是我們必須認清的事實。

想像一下，你可以利用這些時間做什麼？假如你有子女，更年期通常是孩子開始發展或已經獨立生活的時候，代表你能花更多時間在自己身上，重新思考未來的生活。你現在有時間去追尋自己的熱情——可以創業，將精力投入事業、寫作、追求藝術、與家人和朋友共度時光、享受大自然、競選公職，或嘗試其他你感興趣的事物！

以這個角度來想，更年期可說是一種特權，代表你已經活了很長一段時間，這是其他人基於某種原因，無法享受到的機會。例如，我每年都會盡情慶祝我的生日，因為光是能待在這個世界上，我就很感激了，多一些皺紋、白髮和發出嘎吱聲的關節又何妨？

將這段時間視為自我追尋的時刻，與其對這個人生階段感到難過、煩惱更年期所帶來的症狀，不如多了解什麼對自己的身體有益、什麼又有害，不管是飲食、運動還是人際關係，專注於自己正面的地方就夠了。如果你能重新思考更年期的概念，並遵循加爾維斯敦飲食法，這將是你生命中最令人驚嘆的時期。

第2章

變胖、發炎？主因為九種賀爾蒙

長久以來，我們被灌輸靠意志力就能減脂的錯誤觀念，很多人會說，只要下定決心、咬緊牙關，就能減掉肥肉，但同樣的，只要你的飲食一破戒，就形同失敗。

事實上，你並沒有失敗，是你過去嘗試過的飲食法讓你失敗了。你在減脂上遇到的問題都不是你的錯，也與意志力無關。其實，真正的罪魁禍首是賀爾蒙，賀爾蒙與其代謝分子才是導致中年肥胖的主因。

減脂的過程不順利時，你會感到既挫折又無力，或因為節食失敗而自責，這樣會形成不斷增重、減重的惡性循環，並帶給自己許多不必要的情緒壓力。但是，你會變胖，和你這個人的品性或個性沒關係。請跟著我說一次：**賀爾蒙才是減肥失敗的原因！**

近年來，體重增加和肥胖的原因，一直被解讀為世界衛生組織（簡稱WHO）所說的「攝取熱量與消耗熱量之間的失衡」。換句話說，肥胖是能量平衡的失調，只要攝入的熱量低於消耗的熱量，就能夠減脂。

在過去，我也深深相信這點，我過去在醫學院及擔任住院醫生時學到的也是如此。但現代的肥胖研究顯示，這個說法是不正確的。

幸運的是，這個說法現在正受到質疑。在二〇二〇年，《美國臨床營養學雜誌》（*American Journal of Clinical Nutrition*）發表一項由許多肥胖研究領域頂尖科學家撰寫的重大研究，明確指出肥胖不是熱量失衡，而是賀爾蒙失調造成，代表無論攝取多少熱量，賀爾蒙都主宰了脂肪的儲存和代謝。

簡單來說，賀爾蒙主掌了你的體重，賀爾蒙主要受到攝取營養的質量（尤其是碳水化合物）而非數量影響。你不會只因為吃太多或攝入熱量比消耗多而增加體重，還會受到碳水化合物的影響——無論數量或質量，碳水化合物都創造出堆積脂肪的賀爾蒙環境。此外，作為女性，隨著年齡增長，雌激素逐漸下降，新的脂肪會堆積在腰圍周圍，這個問題，無論吃多少生菜沙拉或跑多少步都無法解決。

賀爾蒙可說是身體的管理者，包括腸道、卵巢、腎上腺和大腦在內，人體內數十個腺體和器官都會不斷分泌賀爾蒙；這些賀爾蒙會對身體中的細胞產生作用，告訴它們該如何表現，透過不斷相互交流，與身體中的其他化合物保持平衡。

說到體重、更年期前期及更年期相關的症狀，賀爾蒙尤其擔任主導者的角色，控制你的食慾、飢餓感、飲食衝動、代謝率、脂肪增長與分布……**如果某些賀爾蒙失調，你的減重計畫很可能就付諸流水**。此外，正如第一章所述，某些賀爾蒙如果沒有達到標準值，可能會引發肥胖、慢性炎症、心臟病、中風、糖尿病等疾病。

幸運的是，調節賀爾蒙有助於防止體重增加並抵抗炎症。賀爾蒙怎麼調節？決定權掌握在你的手中。想解決因賀爾蒙導致的體重增加和其他更年期症狀，關鍵在於以下九種賀爾蒙：

1. 雌激素

雌激素是女性主要性激素，和更年期前期及更年期緊緊相扣。雌激素是三種化學結構相似的激素——雌酮、雌二醇和雌三醇的總稱，主要作用為協調女性性徵和調節月經週期。此外，雌激素還會使體脂肪分布於大腿、臀部和腹部，對處於生育年齡的女性來說，這些區域的脂肪將提供懷孕和哺乳所需要的能量。

雌激素還會其他方式影響健康，例如：建立並維持骨骼強度、幫助控制膽固醇分泌、增加皮膚的血液供應量和調節皮膚厚度、保持骨盆底部、陰道和膀胱組織的健康、幫助平衡情緒，也可用來控制焦慮和憂鬱。

步入中年後，雌激素會開始劇烈波動，當卵巢開始減少雌激素分泌，身體會增加濾泡刺激素（FSH），試圖讓卵巢產生更多雌激素，導致更年期雌激素劇烈波動。而隨著進入更年期，雌激素水平下降，肝臟開始減少性賀爾蒙結合球蛋白（SHBG）的分泌。SHBG會結合我們的性激素並使它們失去活性。

當SHBG值下降時，尤其是雄激素（如睪酮）的活性增加，則會出現膽固醇、內臟脂肪增加和不必要的毛髮生長等變化。

在第七章的飲食建議中，你會發現我將重點放在十字花科、綠色蔬菜、酪梨、鮭魚和種子上，這些食物都有助於平衡雌激素對身體的影響。

享瘦新人生

史黛芬（Steph）在減重的路上跌跌撞撞，她嘗試過各種減脂法，包括低脂、食物金字塔、卡路里計算、CarbLovers 減重法（按：透過吃特定碳水化合物來減重）——你能想到的減肥方法，她都試過。更可怕的是，她的體重嚴重威脅到健康。五年前，她被診斷出糖尿病前期（按：血糖略高於正常值但未達到糖尿病標準）和高血壓。如果不改變生活方式，這兩種情況都可能惡化。

史黛芬看著自己過去和家人去度假的照片，她討厭自己過重的身材，也對自己增加的體重感到震驚，因此決定付諸行動，認真減重。後來，她認識了加爾維斯敦飲食法，並發現這與她過去嘗試過的任何減肥方法都不同，並漸漸產生了興趣。

自從史黛芬遵循此飲食法後，取得了驚人的成功，她說：「在八個月內，我減掉超過二十七公斤，過去擺脫不了的體重，我不再有糖尿病病症，也不再需要服用高血壓的藥。現在的我，感覺比二十年前的狀態還要好。」

讓我來一一介紹：

- **十字花科蔬菜**：如青花菜、苜蓿芽、抱子甘藍、花椰菜等，與雌激素緊密相關。研究顯示，飲食中含有豐富十字花科蔬菜的女性，患心臟病、中風和癌症的風險較低，賀爾蒙和雌激素水平整體上更好。

其實，許多中年女性的問題是體內分泌的雌激素過多，而非太少。如果遇到這種情況，你的身體不會定期排卵，導致雌激素不間斷的產生，黃體素卻很少，甚至不分泌。又或者，你的身體無法好好分解雌激素，從而將其從體內排出。此外，體內脂肪過多也可能會導致雌激素水平過高，因為在脂肪細胞中，雄激素被轉化為雌激素。

其他原因包括飲酒過量、肝臟問題導致身體無法正確代謝雌激素，或是過度暴露於環境中的合成「環境雌激素」（environmental estrogen），這些化學物質一旦進入體內就會像雌激素一樣作用。後者可能會增加雌激素水平。

雌激素分泌過多，能怎麼辦？應對方法之一是多吃十字花科蔬菜。這些蔬菜含有一種植物化學物質叫做二吲哚甲烷（Diindolylmethane，簡稱DIM），有助於排出體內多餘的雌激素。十字花科蔬菜也含有硫化合物，可以幫助排毒、促進肝臟功能，避免體重增加、腹脹、氣脹和便祕等問題。

- **綠色蔬菜**：亦含有DIM及其他化學物質，如芥蘭素（indole-3-carbinol，簡稱I3C）和葡萄糖二酸鈣（calcium D-glucarate，簡稱CDG），都有助於提升肝臟清除雌激素代謝物的能力。
- **酪梨**：含有豐富的健康脂肪，平衡黃體素和雌激素。
- **富含Omega-3脂肪酸的魚類**：可以支撐雌激素的生產，尤其鮭魚含有最豐富的Omega-3脂肪酸。
- **亞麻籽和南瓜籽**：含有膳食木酚素，有助於抑制與雌激素代謝有關的酶。木質素是富含纖維素的植物營養素，也具有支持免疫系統的抗氧化作用。此外，木質素對於調節身體激素水平非常有益，特別是雌激素。而南瓜籽富含鋅、必需脂肪酸和蛋白質，是幫助平衡雌激素的最佳食物之一。

2. 胰島素

胰島素是由胰臟產生的賀爾蒙，反映出你攝取了多少碳水化合物。胰島素有很多功能，主要作用是讓細胞從血液中吸收糖分，並儲存為能量（視需求而定）。

胰島素在體內的另一個重要作用與脂肪儲存有關，它阻礙脂肪組織分解並刺激體脂肪形成，因此，如果你超重、患有糖尿病或有糖尿病家族史，就必須盡可能使自己的胰島素值回歸正常，以避免脂肪堆積延伸出來的體重問題。關鍵的解決方案是限制碳水化合物的攝取量，尤其是精緻澱粉和添加糖。

隨著年齡的增長和內臟脂肪（腹部脂肪）的增加，可能會衍生胰島素阻抗，意味著要比正常情況分泌更多胰島素才能刺激身體細胞工作。

攝取過多糖分、精緻碳水化合物和速食都促進胰島素阻抗，進而導致體重增加。一個有趣的研究發現，經常在速食店吃飯的人（每週兩次以上），不僅體重增加，也出現胰島素阻抗現象，表明速食會增加肥胖和罹患第二型糖尿病的風險。

透過加爾維斯敦飲食法，你將改變吃飯習慣，以自然的方式調節胰島素，將其恢復到正常值。我們將著重於以下這些方向：

- **限制碳水化合物**：低碳飲食已被證明可以降低胰島素分泌，並穩定血糖水平，你將學習如何調整碳水化合物的攝取比例。
- **戒掉或避免添加糖及加工糖**：高量的蔗糖和高果糖玉米糖漿形式的蔗糖類，會促進胰島素阻抗，胰島素值亦會升高，因此必須減少或避免攝取。
- **攝取足夠的蛋白質**：雖然一開始攝取蛋白質時，會使胰島素值上升，但長期攝取蛋白質會減少腹部脂肪，有助於預防胰島素阻抗。

- **攝取健康的脂肪**：富含Omega-3脂肪酸的食物特別能降低空腹胰島素值。
- **攝取更多膳食纖維**：我們必須特別留意纖維總攝取量，並確保每天至少攝取二十五克的膳食纖維（我自己定的目標是每天攝取三十五克）。同時，攝取可溶性和不溶性纖維也很重要，可溶性纖維會在水中溶解，形成膠狀，有助於減緩消化和糖的吸收。富含可溶性纖維的食物包括扁豆、堅果、燕麥和某些水果和蔬菜。

  不溶性纖維不會在水中溶解，但這使其能在消化道中完全保持完整，有助於讓食物更快通過消化系統，有助於增加糞便體積，從而產生通便效果，協助治療便祕等消化問題。富含不溶性纖維的食物包括蔬菜和全穀物。
- **補充鎂**：患有胰島素阻抗的人通常缺乏鎂（Magnesium），因此補充這類礦物質可以提高胰島素敏感性（按：體內細胞對胰島素的反應程度）。我會在第七章更詳細的談論其重要性。
- **食用富含抗氧化物的食物**：色彩繽紛的水果和蔬菜含有抗氧化物，可對抗炎症並降低胰島素值。
- **使用香料和草本調味料**：我在本書食譜中大量使用香料和草本調味料，這些食材對身體都非常有益，包括葫蘆巴（富含可溶性纖維）、薑黃（是很好的抗氧化及抗炎食物）、薑（改善肌肉細胞葡萄糖受體功能）、大蒜（非常好的抗氧化食物）和肉桂（建議每天攝取一～六克或1/4～1又1/2茶匙，用於調節血糖）。

- **飲用綠茶**：綠茶富含抗氧化劑，有助於抵抗炎症和增加胰島素敏感性。
- **保持運動習慣**：定期的有氧運動和阻力訓練，可以改善胰島素敏感性。

魔鬼藏在細節裡

以下為胰島素阻抗的徵兆：

- 極度口渴或飢餓。
- 用餐後，還是覺得餓。
- 陰道或膀胱經常感染。
- 腹部圍度和體脂肪增加。
- 頻尿。
- 手腳刺痛。
- 皮贅（按：外型大小約一～五公釐，像標籤一樣附著在肌膚上）。
- 頸部和腋下出現黑色暗沉，這是一種名為黑棘皮症的皮膚病症。

3. 瘦素

瘦素（Leptin）是一種賀爾蒙，主要由脂肪細胞製造，會增進飽足感，讓身體發出「我已經飽了」的訊號。它可以減低食慾，讓你在進食後感到飽腹。此外，瘦素會告訴大腦，身體儲存的脂肪已經足夠，不需要再攝取，防止你過度進食。

諷刺的是，假如你的體重超重，血液中的瘦素濃度過高，導致身體無法偵測到「我已經飽了」的訊號。事實上，一項研究發現，肥胖者的瘦素水平比身體健康的人高出四倍。

對瘦素缺乏敏感性，會導致一種稱作「瘦素阻抗」的狀況。這時，大腦無法識別瘦素信號，因此會產生食慾，培養出不健康的進食習慣，導致體重增加，逐漸形成惡性循環。進食量越來越大，身體脂肪增加，脂肪細胞中的瘦素又會增加，並提高胰島素水平。過多體脂肪會破壞正確的瘦素信號，進而使胰島素阻抗加劇。

簡單來說，你的大腦認為你在挨餓，便讓你想進食；明明身體已經增加不少體重，卻感到更飢餓，所以再度進食，增加更多脂肪。

想管理瘦素，改變飲食習慣是最關鍵的一步，其實，實踐起來比想像中還容易。以下是你可以在加爾維斯敦飲食中實行的一些原則：

- **避免加工食品**：這些食品可能會引發炎症，引發瘦素阻抗。

- **攝取更多纖維**：纖維有助於控制食慾、飽足感和體重，尤其是可溶性纖維，可幫助改善腸道健康。
- **降低三酸甘油脂**：這是血液中最常見的脂肪形式。高三酸甘油脂會阻止瘦素從血液運輸到大腦，代表瘦素的飽腹訊號也無法抵達大腦。若大腦認為你在挨餓，就會啟動強大的機制，使你的身體重新獲得失去的脂肪。而想降低三酸甘油脂，最佳的方法就是減少碳水化合物攝入。
- **加強攝取蛋白質**：攝取足夠的蛋白質可幫助減重，進而改善瘦素敏感性。作為女性，如果一天吃三餐，每餐應攝取至少二十至二十五克的蛋白質。每盎司的動物蛋白質含有約八克蛋白質，而素食蛋白質來源，如一顆熟雞蛋和半杯豆子，分別含有約八克和十一克的蛋白質。
- 每天攝取三盎司（一盎司約為二十八克）的高品質蛋白質三次，是達到蛋白質攝取量最簡單的方法之一。
- **規律運動**：運動可以改善瘦素阻抗現象。
- **改善睡眠品質**：睡眠品質差會導致瘦素失衡。

魔鬼藏在細節裡

為什麼會出現瘦素阻抗的現象？兩大主因分別為內臟脂肪（腹部脂肪）過多，以及吃太多富含高果糖漿的加工食品。為了降低得到瘦素阻抗的風險，請務必戒掉以下食物：軟性飲料、甜味果汁、罐裝水果、盒裝點心、調味優格、含糖早餐穀片。

4. 飢餓素

飢餓素（Ghrelin）是由腸道分泌的一種激素，會通過血液流向大腦，並向大腦發送信號，其主要功能是促進食慾。

如果你嚴重限制自己的卡路里攝入量，飢餓素水平就會飆升，你可能會感到非常飢餓，這也是為什麼限制每天吃進肚子中的卡路里，是很難堅持下去的節食方法。

分泌的飢餓素越多，你就越餓，也越想吃東西，所以，你必須盡快控制好自己的飢餓素水平。而加爾維斯敦飲食法，可以這樣實現這一點：

- **減少攝取糖**：避免攝入添加糖，特別是含有高果糖漿的含糖飲料。

- **攝取蛋白質**：尤其適用於打破斷食的時候；對五十歲以上的女性而言，可以將每餐攝取的蛋白質量設定在約二十到二十五克。
- **攝取高纖維食物**：纖維能讓你快速感到飽足感，也能防止餐後血糖飆升。

5. 皮質醇

中年是一段很煎熬的時期，你會有來自家庭、工作等各方面的壓力，處於眾多壓力之下，你的身體會釋放壓力激素，其中之一便是皮質醇（Cortisol）。

皮質醇會刺激有待分解脂肪和碳水化合物，讓你有能量應對或逃離壓力。這種突然之間的能量爆發，可以幫助你在危機中生存或逃離危險，但問題在於，皮質醇不知道該如何區別真正的緊急情況（避免碰撞或逃離攻擊者）和長期危險（如財務、家庭問題和生活中的其他挑戰）。

當壓力長期存在、無法獲得解決時，身體會持續分泌皮質醇，這可能會使你的血糖升高、改變你的食慾、刺激你的渴望，加快脂肪儲存的速度，重新分配脂肪以在體內儲存。長期升高的皮質醇，甚至可能使細胞對胰島素產生抗性。

處於一段長期壓力之下，你可能會覺得自己變得不像自己，整個人都感到疲憊不堪；其實，過多的皮質醇就是讓你有這種感受的元凶。因此，降低皮質醇至關重要，而在加爾維斯敦飲食中，你可以透過以下食物達成效果：

- **黑巧克力**：在經歷辛苦的一天後，甜食總是讓人感到幸福，這就是為什麼我會選擇吃黑巧克力。七〇％以上可可含量的黑巧克力，含有豐富的營養素，同時還能幫助舒緩壓力，有兩項研究指出，九十五名成年人證明，當他們面臨壓力時，食用黑巧克力可以減少皮質醇的反應。
- **在飲食中加入益生菌和益生元**：益生菌是食物中的友好共生菌，大量存在於優格、酸菜和泡菜之中。

多項研究表明，腸道中益生菌增加，可以抑制炎症和皮質醇值，進而減輕抑鬱、焦慮和壓力等症狀。而在可溶性纖維中發現的益生元，可以幫助腸道中益生菌生長，亦有助於降低皮質醇值。

- **保持身體水分**：水分攝取充足可降低生理壓力水平。身體缺水時，你其實就是在為身體施加壓力，身體會因此多分泌皮質醇。那麼，該如何知道自己攝取的水分是否充足？你可以觀察尿液的顏色，正常來說，尿液顏色應該是淺黃色或透明的，如果比較深，很可能就表示你的身體缺水。
- **注重攝取魚油**：富含Omega-3脂肪酸的食物，已被證實可以降低皮質醇。不過請注意，不要把 Omega-3 脂肪酸和 Omega-6 脂肪酸搞混了！加工零食、速食、蛋糕、肥肉和醃肉大多含有 Omega-6，而這些食品往往會助長發炎（按：Omega-6 也是重要營養素，可保護細胞、調節代謝及免疫反應，但攝取過量會導致發炎，使內分泌和免疫系統出問題）。

此外，改變生活方式也有助益。當你正在經歷中年時期的賀爾蒙變化時，這些策略就顯得更加重要：

- **壓力調節**：有許多舒緩壓力的方法，從參加放鬆計畫和壓力管理計畫到瑜伽，我發現其中最好的策略之一是冥想。研究顯示，冥想可以顯著降低皮質醇水平。初學者可以考慮試用 Calm 或 Headspace 等訂閱制應用程式，學習入門的冥想。此外，聆聽喜愛的音樂看似很簡單，但是也可以降低壓力，平衡皮質醇分泌。
- **追求高質量睡眠**：多項研究顯示，睡眠不足或睡眠質量不佳的人，皮質醇水平顯著高於睡眠時間充足且及品質優質的人。
- **培養運動習慣**：許多研究表明，適度運動可以降低皮質醇水平。

6. 神經肽Y

碳水化合物讓人上癮的力量非常強大，這點不用再多提，我的病人就曾跟我說，要對碳水化合物上癮，就像變胖一樣簡單！不過，這些如成癮般的渴望，不是你的錯，要怪神經肽Y（neuropeptide Y，簡稱NPY）——讓你渴望碳水化合物的激素。

NPY另一個可怕的地方在於，它也會引發你的食慾。回想看看，你上一次在冰箱裡翻找食物的夜晚，其實就是NPY在起作用。

大腦及交感神經細胞所分泌的NPY是刺激食慾的催化劑之一，它會被低瘦素水平和長時間空腹觸發（這在一定程度上解釋了為什麼許多飲食法會失敗）；它在我們進食之前的水平最高，在我們進食後最低。此外，NPY的水平在壓力大的時候會升高，可能導致暴飲暴食和內臟脂肪增加。

簡單來說，NPY會害你減少每餐之間的間隔時間，讓你更想進食，並延遲大腦發出的飽腹信號。

當你開始遵循加爾維斯敦飲食法調整飲食後，你對碳水化合物的渴望將會成為過去式，以下是養成此習慣的方法：

- **攝取適量的蛋白質**：攝取較少蛋白質的人，NPY水平通常較高。五十歲以上女性每餐應攝取二十到二十五克的高品質蛋白質，一天三餐。
- **攝取足夠的可溶性纖維**：可溶性纖維幫助消化系統中的好菌繁殖生長，讓腸道更健康，當身體不需要碳水化合物時，也可減少對碳水化合物的渴望。

- **管理壓力**：與皮質醇相似，降低生活壓力也可以降低NPY水平。

7. 胰高血糖素樣肽－1

當營養素進入腸道時，腸道就會產生一種名為胰高血糖素樣肽－1（glucagon-like peptide-1，簡稱GLP－1）的賀爾蒙。分泌GLP－1能夠抑制食慾，也能減緩消化過程，使營養素均勻釋放。它能改善身體中的胰島素分泌，並防止肝臟釋放比需求更多的糖分到血液中，因此，GLP－1對於血糖和胰島素的控制非常重要。

當你開始遵循此飲食法時，你會發現自己越來越少感受到飢餓，嘴饞的次數也大幅減少。其中一個主因是，你會攝取很多能提升GLP－1的營養，以下是我建議攝取的食物：

- **魚、乳清蛋白以及優格**：茅屋起司（cottage cheese）、瑞可塔（ricotta）和牛奶皆含有乳清蛋白。這些食物已被證明可以增加GLP－1水平，並改善胰島素敏感性。
- **富含抗氧化劑的食物**：以蔬菜和水果為主，這些食物可以預防慢性發炎，而慢性發炎與GLP－1分泌過低有關，因此，攝取這些營養素的飲食可以增加GLP－1分泌。此外，菠菜和羽衣甘藍等綠葉蔬菜，也被證實能刺激較高的GLP－1值並幫助減重。

- **益生菌食物：**已證明益生菌可增加GLP—1水平，並減少食物攝取。

8. 膽囊收縮素

膽囊收縮素（cholecystokinin，簡稱CCK）是一個非常有趣的賀爾蒙，對於想減重的人來說，它非常有幫助。

首先，CCK就像食慾抑制劑一樣，可以減少食物攝取量，對於想透過少吃來減掉體脂肪的人來說，絕對是一大助力；CCK能減緩食物通過消化道的速度，讓你的飽腹感維持更久。其次，CCK會促進脂肪組織分解，有利於燃燒脂肪，這有助於改善身體組成，同時控制食慾。

在人體內，當你攝取含有脂肪的食物時，腸道內襯中的特定細胞會分泌CCK，而CCK又會觸發膽汁和胰脂肪酶（pancreatic enzymes）釋放，以消化脂肪。

先前提到的一些飲食建議，也會增加CCK的分泌，如多食用富含蛋白質、脂肪和纖維的食物。同時，多攝取富含Omega-3脂肪酸的食物也有幫助，例如魚類。

9. 多肽YY

多肽YY（Peptide YY，簡稱PYY）是一種在小腸中分泌的賀爾蒙，會在進食後釋放並抑制食慾。實際上，你在進食後會感到飽腹，就是它的傑作，因為它減緩了胃部淨空的時間。

PYY進入血液的量，取決於你攝取的食物類型，例如，脂肪和蛋白質會刺激這種賀爾蒙大量釋放，消化液（如膽汁）也可刺激其分泌。

飯後的第二個小時是PYY水平最高的時候，然後逐漸下降。在長時間不進食時（如睡眠期間），PPY水平會很低；如果PYY濃度低，你會感到食慾大增，想繼續進食。肥胖或患有第二型糖尿病的人，通常會有較低的PYY水平，導致體重持續攀升。

在此飲食法中，你遵循的飲食計畫旨在幫助調節PYY及其他賀爾蒙。理想的進行方式如下：

- **進行低碳飲食**：這是為了穩定血糖水平，因為血糖升高可能會妨礙PYY的效果。
- **攝取足夠的蛋白質**：動物性或植物性蛋白質都可以，本書最後將教你該如何做到這一點。
- **攝取足夠的纖維**：足夠的纖維，是加爾維斯敦飲食法中不可或缺的一環。

了解以上賀爾蒙如何影響體重和其他症狀，是邁向健康的第一步。現在你明白，你對食物的渴望其實都是被賀爾蒙所驅使，那你就不用再為飲食控制失敗而自責，反而可以專注於改善飲食模式。讓你更能掌握自己身體的狀態！除了頑固的體重及肥肉之外，你不會有任何損失！

魔鬼藏在細節中

你該考慮賀爾蒙替代療法（Hormone Replacement Therapy，簡稱HRT）嗎？醫療發展日新月異，HRT現在已被廣泛運用。對於許多女性來說，HRT可以改變她們的生活。

HRT有很多好處，例如：減少腹部脂肪並縮小腰圍、重新分配身體脂肪，使身材更加勻稱、降低空腹血糖和胰島素水平，預防胰島素阻抗和第二型糖尿病、改善血脂水平，包括膽固醇和三酸甘油酯，這些都是影響心臟健康的敵人，因此HRT可以減少心血管疾病的風險。

此外，HRT也可以減少骨質流失，進而預防骨質疏鬆症、改善認知能力（減少腦霧），並提升你的幸福感。

除了你和你的醫生之外，沒有人能決定HRT是否適合你，但擁有越多以科學佐證的資訊，你的選擇就會更明智，對自己的決定也會更有信心。以下是我和考慮進行HRT的女性常討論的一些風險利弊：

- 通常，應在進入更年期前期或更年期開始前幾年，便開始治療。
- 缺乏雌激素是體重增加和其他明顯更年期症狀的主因。出於這個原因，HRT只被允許用於治療血管舒縮相關症狀（如潮熱）和陰道問題（如陰道壁變薄和缺乏潤滑）上。

  即便HRT能減少內臟脂肪、減輕炎症，美國食品藥物管理局（U.S. Food and Drug Administration，簡稱FDA）目前尚未批准HRT用於以上治療之中（按：目前臺灣有惠氏、禮來兩大藥廠分別生產HRT及賀爾蒙選擇性受體藥物，請諮詢醫師、開立處方）。
- 如果你有子宮，單獨服用雌激素會增加罹患子宮內膜癌的風險。在治療中添加孕酮（progesterone）可以降低這個風險，且合併用藥治療（combination therapy）能發揮更好的效果。如果你沒有子宮，就不需要孕酮。

請諮詢對ＨＲＴ有深入了解、能根據你的情況量身訂製療程的醫生，也可以參考第三三五頁找到我網站上提供的更年期領域治療資源。

第 3 章

執行這套飲食法前，先做這些準備

加爾維斯敦飲食法的一大好處是，只要順利執行，就能大大減少腹部脂肪，並舒緩潮熱、疲勞、腦霧、憂鬱等問題。我見過一些女性在計畫開始兩週後，就體驗到明顯變化。所以，你所做的每一個努力都將獲得回報！

我知道你已經迫不及待的想執行，但在實際行動之前，我想提醒你：計畫，要漸進式執行。先花幾天或一週閱讀這本書，清楚明白在你生命的這個階段，身體正在經歷什麼變化；你要理解為什麼這個計畫包含這些內容、這三大原則是如何交互影響，以及飲食計畫內容為什麼會這樣制定。

當你掌握營養知識時，就能更輕易的改善生活習慣，並減少罹患疾病的風險。

所以，我必須再次強調，要應用這個飲食法，最重要的是「不要著急」。花時間投資在自己身上，你有很多時間可以好好深入執行此計畫！以下幾個準備步驟，能帶給你一臂之力。

記錄體重、腰圍，再拍一張照

記得你起始的狀況，這樣你才會知道一路以來有了多大的進步。因此，你可以先做一些身體測量，並偶爾使用體重機記錄，方便後續評估成效。

1. **起始體重**：我會呼籲學生們要和體重機「分手」。我知道這聽起來有點可怕，所以讓我們來談談這件事。沒錯，體重機是有幫助的，但它並不是唯一的評估方式，因為它不是測量健康程度的指標。

請記住，這套飲食法的主要目標是讓你變得健康，只要認真執行，腰圍數字大多都會變少，但是體重可能不會有太大的變化。這是因為在失去體脂肪的同時，你很可能也增加了瘦肌肉，而**肌肉通常比脂肪重**。此外，**肌肉在身體內所占的空間也較小**。

因此，我們雖然可以將體重納入整體評估中，但不能把體重當成最終的判斷依據。今天，先量一下你的體重，將體重和日期寫在一本小筆記本上，並將筆記本放在手邊。請記住，體重只是評估進展的數據之一，不用過度在意。

2. **身體圍度**：購買一條布尺，測量臀部、腹部和大腿內側的周長，並將測量結果寫在記錄體重的筆記本中。

以下是測量時的注意事項：

- 為了準確度，請在清晨剛起床時裸體測量，避免被進食後的腫脹影響。
- 呼吸正常，不特意吸氣，才能反映出真實數據。

- 在鏡子前面測量，確保布尺有拉直。
- 測量腰圍時，挺直站立並呼氣。測量腰最細的部位，對許多女性來說，這是在肚臍上方，但位置因人而異。要注意，腰圍是評估整體健康狀況中最重要的一項，腰部脂肪過多表示你的內臟脂肪可能也過多，而內臟脂肪會帶來重大的健康風險。理想情況下，你的腰圍應該在三十五英寸（約八十九公分）以下。
- 測量臀部周圍的距離，即臀部最寬的部位。依情況不同，臀部測量位置大多在腰圍下方七英寸（約十八公分）的位置。
- 拉緊量尺，但不要太緊。

3. 腰臀比：腰臀比是評估身體體重分布的指標，特別是健康方面。事實上，**這是加爾維斯敦飲食法中最重要的評估指標**，因為它顯示了你的健康狀況及可能面臨的健康風險。隨著腰臀比改善，你的健康狀況也會改善，這是該計畫的首要目標。

計算腰臀比的公式為：**腰圍÷臀圍＝腰臀比**。請將腰臀比記錄下來，補充進你的筆記本中。

4. 拍一張自己的照片：這可能讓你感到不舒服或害怕，但請相信我，隨著計畫進行，你會對自己達到的成果感到滿意。

此外，許多科學證據表明，高腰臀比可以預測心血管疾病、高血壓、糖尿病、膽囊疾病，甚至癌症。

許多更年期婦女會發現她們的腰臀比顯著增加，這意味著她們面臨心臟疾病、髖部骨折和某些癌症（包括乳癌和子宮內膜癌）的存在風險。不過好消息是，研究人員還發現，減小腰臀比可降低罹患這些疾病的風險。

下方是腰臀比例的說明，幫助你對腰臀比有更多的認識。按照計畫，四週後我們將再次測量並計算腰臀比。等你看到自己減去的數字後，肯定會感到非常振奮，這代表你正在燃燒脂肪，並改善整體健康。

用應用程式追蹤營養比例

自從我在二〇一七年推出加爾維斯敦飲食法以來，我觀察到，這個計畫中表現最成功的女性，都會追蹤她們的微量營養素和宏量營養素。

表 3-1　腰臀比的健康標準

健康風險	女性腰臀比
低	0.80（含）以下
中	0.81 ～ 0.85
高	0.86（含）以上

所謂宏量營養素，就是人體攝取最多、為人體提供大部分能量的三大營養素：碳水化合物、蛋白質和脂肪；而微量營養素則是你的身體以微量使用的重要營養素，如維生素、礦物質、纖維、抗氧化劑和植物化學物等。你可以透過手機上的應用程式來追蹤。

我個人最喜歡的營養追蹤應用程式是Calorie Counter by Cronometer。這個應用程式擁有全面且廣泛的營養數據庫，可以幫助你改善攝取營養比例。我也推薦Carb Manager、MyFitnessPal、Fitbit、Lose It!、MyNetDiary等其他APP。

當然，首先你需要一支智慧型手機。在下載好適合你的應用程式後，你可以使用數據庫來追蹤營養來源，更加注意你的攝取量。**使用這些應用程式，就像是在付帳時，不刷信用卡，只用現金或金融卡一樣，你可以清楚自己使用了多少「營養素預算」**。

挑選APP時，請盡量選擇可以追蹤自訂宏量營養素比例，以及淨碳水化合物（總碳水化合物減去纖維，詳見第一三二頁）的介面，如果你不確定的話，可以先利用該APP追蹤一週的飲食來測試。

當然，在實行加爾維斯敦飲食法時，你不需要追蹤或計算卡路里。如前面所述，計算卡路里並不是減重的最佳方法，因為不同食物對激素、能量消耗和飢餓感的影響相差甚遠，食用低品質食品或加工食品的空卡路里時，你的身體永遠不會感到滿足；相反的，身體會繼續向你要求更多食物，希望你提供更多營養，最後導致你吃太多、體重增加。

而當你享受高品質、營養豐富的食物時，情況便截然不同。你很少會吃過量，因為你適量攝取了身體所需的營養。對大多數人而言，僅僅是改變飲食習慣，就能幫助減重、燃燒脂肪、減少食慾並促進健康。

建立每日寫作習慣

每天坐下來記錄想法，能讓你更專注於設定及實現目標，無論是心理、身體、飲食或活動上的目標，都是如此。這樣的記錄方式，還會提醒你時時對他人的幫助保持感激。

寫日記是一種對自己負責的方式，也可以用來記錄身體數據和腰臀比。舉例來說，日記的前幾頁可以用來填寫你的健康和體重目標，篇幅因人而異，可以自由寫下心中的任何事情，以下是一些你可以每天記錄的事項：

今天值得感謝的事情：＿＿＿＿＿＿

做兩件寵愛自己的事情：＿＿＿＿＿＿

今天值得慶祝的事情：＿＿＿＿＿＿

我今天的目標：＿＿＿＿＿＿（例如「今天我要嘗試一些

具有挑戰性的事情」、「我想接受自己」、「我相信自己是美麗的」、「我將和身體建立健康的關係」、「我會堅持我的飲食計畫」等。）

今天，我要放下：＿＿＿＿（如恩怨、某些負面思想、後悔、自我施加的壓力等。）

我今天的運動計畫：＿＿＿＿

我今天的禁食時間：＿＿＿＿（如今天晚上八點到隔天中午十二點。）

我今天的宏量營養素：碳水化合物＿＿＿＿脂肪＿＿＿＿蛋白質＿＿＿＿

你不需要一本很高級的日記本，只要能寫就好，用電腦或平板也沒問題。

保健食品可以吃，但要吃對地方

很多人會問我，吃補充品究竟有沒有用？我總是會強調，最重要的是，補充品只是用來「補」，而不是代替你的食物。**營養來源應該要以天然的食物為主，而不是藥丸**。水果、蔬菜等健康食物中，含有補充品或膠囊中所沒有的營養素和其他物質，有很多好處是無法從補充品獲得的。

話雖如此，大多數人的飲食仍有很大的改善空間。研究顯示，我們的餐飲缺乏許多重要的營養素，包括鎂、維生素D和纖維。確實，許多營養素單靠飲食很難取得，我自己也會遇到同樣的困擾。

因此，我在設計加爾維斯敦飲食法時，增加了纖維、維生素D、鎂、Omega-3脂肪酸和其他必備營養素的攝入值。在第七章，你將學習如何選擇營養價值最高的食物。

但是，即使這樣子吃了，你仍可能無法獲得足夠的營養素，這時，補充品可以用來彌補潛在的不足。儘管在加爾維斯敦飲食法中，補充品並非必需品，但我接下來將提到的這三種營養素，仍可以適量攝取。

首先，**單靠食物很難攝取足夠的纖維**，相信我，我已經親身試過了！每個人平均一天要攝取二十五到三十克的纖維。這個量相當大，這時，服用纖維保健食品就是很好的補充方式。

我有一個在五十一歲因大腸癌去世的叔叔，他在四十多歲被診斷出罹患大腸癌，和病魔爭鬥多年後去世。此外，我姨媽、舅舅、表兄弟和兩個兄弟都因癌症過世，我相信我的基因中藏有罹患癌症的可能性，所以我希望能以健康的身體面對這個潛在風險。

在對抗癌症這方面，纖維具有保護作用。大量文獻證明，攝取富含高纖維的各種食物可以預防大腸癌，除此之外，乳癌、卵巢癌、子宮內膜癌和消化道癌也可以防範。

現在市面上有許多膳食纖維保健食品，我在個人網站上也提供了一種（請見第三二六頁）。如果你考慮服用膳食纖維保健食品，以下是在選擇產品時需要注意的事項：

- 確認產品含有可溶性纖維和不溶性纖維。
- 注意膳食纖維的來源。有些纖維以天然成分製成，其他則為合成。為了健康、幫助消化，最好選用天然纖維。在我公司推出的膳食纖維保健食品中，我選擇天然無麩質的纖維，如蕎麥（可溶性和不溶性）、奇亞籽（可溶性）、小米（不溶性）、莧菜（不溶性）和藜麥（可溶性和不溶性）。其他良好的天然纖維來源包括果膠，含有可溶性纖維，存在於水果和莓果中，以及洋車前子（psyllium），一種具有可溶性纖維的車前科植物。
- 記得閱讀產品標籤上的糖含量。許多有香味的膳食纖維保健食品，還摻入粉末和軟糖，可能含有驚人的糖分。有一款非常受歡迎的洋車前子，每份就含有十六克的糖分（相當於四茶匙）！你可以選擇無糖版本的粉末，以避免攝取過多的糖分，並確保是由羅漢果或甜菊糖來增添甜味，而非化學甜味劑。

此外，如果不習慣服用膳食纖維補充品，我會建議從低劑量開始。立即大量服用膳食纖維，可能會引發一些不舒服的副作用，如腹脹、痙攣和脹氣。逐漸增加攝入量，或是從建議劑量的一半開始，持續一到兩週，逐漸增加至正常的全日劑量。同時，服用時多喝水並保持全天的水分補充，也會有所幫助。

再者，**身體需要陽光來製造維生素D，但這種維生素我們普遍攝取不足**，其中一個原因是我們食用的乳製品減少了，而乳製品是維生素D的良好來源。此外，越來越多人每天待在室內，很少外出，如果你生活在一個很少能見到陽光的國家，那可能就無法獲得足夠的維生素D。

不過，假如你生活在長時間陽光普照的國家，仍可能需要使用大量防晒乳，以避免罹患皮膚癌，這樣就難以吸收維生素D；而且，如果你的膚色較深，皮膚會吸收的陽光較少，也代表轉化維生素D為其活性形式的陽光較少。

這時，我會建議攝取維生素D_3或膽鈣化醇（cholecalciferol），因為這兩樣是身體比較容易吸收的維生素D形式。

最後，**我非常推薦服用Omega-3脂肪酸，因為它能為身體和大腦帶來非常多好處**，我會在第七章中詳細討論。

雖然Omega-3脂肪酸存在於食物中，包括魚類、種子和堅果等，但很難只透過食物獲得所有益處。在選擇保健食品時，請確保其含有二十碳五烯酸（eicosapentaenoic acid，簡稱EPA）和二十二碳六烯酸（docosahexaenoic acid，簡稱DHA）。這些是最有效的

Omega-3 脂肪酸，存在於油性魚和藻類中。

目前沒有關於 Omega-3 脂肪酸攝取量的建議，但有些健康組織建議，除非另有專業人士指示，普通人每天可攝入至少五百毫克的 EPA 和 DHA。

魔鬼藏在細節中

為了你的健康，我會建議你開始做這三件事。

首先，確保你有進行適當類型及時長的運動，這通常結合了阻力訓練和有氧運動。如果你目前還沒開始運動，可以考慮加入健身房、找教練，或為自己制定一個居家鍛煉計畫，每週至少運動三次，每次四十五分鐘至一小時。

研究表明，我們與衰老和更年期相關的許多變化（身體和心理上），至少有一部分是缺乏運動所導致。

再者，在心理上也必須做好改變飲食習慣的準備。進入更年期前期和更年期時，請留意哪些食物富含蛋白質、抗氧化劑、維生素、礦物質和纖維，例如蔬菜、水果、魚類和家禽。

如果你平常很少吃這些食物，請將它們融入日常飲食中，並減少糖、垃圾食品和酒精等空熱量。

同時，每天也要攝取足夠的水分（約一千九百毫升）；水能運輸營養、賀爾蒙和氧氣到細胞，並通過血液和淋巴系統排出代謝物，此外，也能潤滑關節，增強健康狀態，讓身心更有活力。

最後，還要戒菸。抽菸會引來許多健康問題，在更年期更是如此。首先，女性吸菸者在經歷更年期轉變時，會更常發生潮熱；而且，尼古丁會降低循環雌激素水平，導致提早進入更年期。

此外，在更年期前期和更年期吸菸，會大幅增加癌症、心臟病、中風、骨質疏鬆的風險。如果你正在考慮HRT，大多數醫生不會為吸菸者配藥，因為吸菸對賀爾蒙有不良影響。因此，如果你目前有抽菸習慣，建議先從加入戒菸計畫或向醫生尋求建議做起。

在你的身體正在經歷顯著變化時，先做好這三個動作，是一個很好的開始。

清掉誘人的垃圾食物，減少環境誘因

環境，無論是物理上或是社交上的，都會深深影響你的成功機率。環境會影響你的決策、選擇和態度。

社交環境對成功尤其重要，例如，你可以讓家人、朋友和同事知道，你即將開始嘗試新的飲食法。我自己也是，不論是從建構加爾維斯敦飲食法開始，到向外擴展這套計畫，若沒有獲得家人的全力支持，現在我很可能就不會成功。研究顯示，我們會受到身邊人們的行為影響，代表我們的社交圈必須給予支持，我們才能好好堅持下去。

你是否考慮與朋友一起進行加爾維斯敦飲食法？你能不能找到一個健身伙伴？無論如何，讓自己沉浸在致力於改善健康、健身和營養的環境，是很重要的。有許多將加爾維斯敦飲食法視為新生活方式的女性告訴我，她們從我的線上社群中獲得了支持，若想上網加入她們，請參閱第三二五頁。

除了社交環境之外，物理環境（實際環境）同樣重要，以下是一些簡單的建議：

- 在廚房存放所有加爾維斯敦飲食法使用的基本食材。
- 清掉會引誘你的食物，並替換成能達到目標的食物。或者，只在特殊場合購買引誘你的食物，並盡量少量購買。

- 培養事先備料的習慣，可以使用第八章作為指南，事先準備餐點和小吃，例如隨手準備新鮮、健康的食物，如有需要，可以購買預先切好的蔬菜，第八章中還包括一些備料上的小訣竅。

建立一個積極的環境，是取得進展的重要方式。**在環境控制你之前，先控制環境，就能將阻礙你達成目標的因素降到最低**，讓執行計畫變得更輕鬆。

減肥、維持身材、變健康，這些事情沒有捷徑，也不會有一個快速的解決方法。為了逞快，盲目嘗試當下流行的飲食法，有時反而會導致情況變得更糟，並大幅損害健康。

最理想的是慢慢減去體重，遵循針對賀爾蒙波動期而設計的健康飲食，專注於食用健康食物，同時做你自己喜歡的運動。你仍然可以偶爾享用披薩、喝杯葡萄酒，調整飲食習慣不意味著限制，實際上，這件事是自由的，你可以做出能延續一輩子的健康改變，讓自己更快樂。

第二部

10天內戒糖排毒計畫

第 4 章

間歇性斷食，不掉肌肉、燃燒脂肪

第一次聽到間歇性斷食這五個字時，我壓根兒不對這套飲食方式抱持希望，反而持懷疑態度，認為這是投機取巧。我不想放棄我最愛的早晨咖啡，也不想放棄早餐。

但是，因為我正在開發這本書，所以我保持開放的態度並深入研究。我觀看了馬克·馬特森（Mark Mattson）的TED演講，他曾任美國國家老年研究所（National Instituteon Aging）神經科學實驗室主任，並對間歇性斷食進行廣泛研究。他指出，間歇性斷食能有效對抗炎症，而這點讓我產生了興趣。

我已經知道加爾維斯敦飲食法將納入抗炎食物，所以，將間歇性斷食納入計畫中再合理不過了，畢竟這是對抗炎症的另一項武器。

根據我自身嘗試過的經驗，我知道間歇性斷食將是一個非常有效的工具。讓我們來看看間歇性斷食該如何進行，這又能如何幫助你保持苗條、恢復健康、變得年輕。

什麼是間歇性斷食？

間歇性斷食是一種週期性進食的飲食模式，有多種實踐方式。其中一種是五比二法，即每週兩天整天禁食，在斷食日結束後，其他五天正常進餐。

第二種方法是吃、停、吃斷食法（Eat Stop Eat），每週進行一到兩次的二十四小時斷食，例如，從第一天晚餐開始，到第二天的晚餐結束斷食，這樣就達成了完整的二十四小時斷食；同樣的，每日一餐（One Meal a Day，簡稱OMAD）則代表在大部分時間斷食，每天只吃一頓豐盛的大餐，可以是早餐、午餐或晚餐。

第三種斷食方法是隔日斷食（alternate-day fasting），也就是完全斷食二十四小時，或只攝取少量食物，然後再進行二十四小時的正常進食（正常吃三餐）。簡單來說，就是交替這個模式：一天禁食，一天正常進食。

還有一種方法是限時進食（early time-restricted feeding，簡稱eTRF），在早上和午後可以進食，其他時間（包括傍晚到晚上）則斷食。

而對加爾維斯敦飲食法而言，我推薦以「一六八」的方式進行，也就是集中在每天的八個小時內進食，然後，在接下來的十六小時內禁食或不攝取任何食物，其中大部分時間都是睡眠狀態。你可以根據需求來重複此週期，從每週一、兩次到每天一次，但為了獲得最大的效益，我會建議每天都按照一六八的模式進行。

我把一六八稱為「輕鬆斷食」，因為僅僅小幅改變飲食習慣，便能獲得可量化的效果，比其他方法的限制性小，效果卻毫不遜色。此外，它適用於任何生活方式，加爾維斯敦飲食計畫的大多數參與者發現，**一六八是最容易堅持的斷食計畫，因為它最接近正常的進食時間**，很容易持續下去、養成習慣。

一六八間歇性斷食常見的執行方式，是跳過平常會吃的早餐，在中午左右吃第一餐，並在晚上八點之前吃完晚餐。這樣一來，若等到第二天中午才進食，就達成了完整的一六八斷食。

但如果習慣吃晚餐的時間比晚上八點還要早呢？不用擔心，一六八非常靈活，只要保持進食和斷食的時段，你可以按照自己的情況安排。

在進食時段中，根據加爾維斯敦飲食法，你可以享用兩份加爾維斯敦飲食餐和兩份點心，無須計算卡路里。然而，如果攝取大量加工食品，包括含有添加糖、垃圾食品或精製碳水化合物的食物，一六八就無法有效運作。

此外，斷食期間內可以飲用水、黑咖啡和純茶，保持水分攝取非常重要。

一六八間歇性斷食對健康的益處，在過去幾年已經逐漸被證實。期刊《細胞代謝》（*Cell Metabolism*）一項研究報告指出，這種方法能減重、減少腹部脂肪、降低血壓和改善膽固醇指標。順帶一提，它也是治療腦霧最好的方法。

其實，斷食不是什麼新鮮事，許多宗教把斷食當成儀式的一部分。穆斯林在齋月期間，從黎明到黃昏不進食，而猶太人、佛教徒和印度教徒，在一週的指定日子或一年中的特定時刻會進行斷食。

對基督教而言，斷食的實踐方式則各有不同。《聖經》（*Bible*）中雖然沒有要求特定日期或時間，但信徒們仍將斷食視為一種有益的靈性實踐。例如，天主教徒在聖灰星期三（Ash Wednesday，每年復活節前不包含主日的前四十日）和聖週五（Good Friday，復活節之前的星期五）進行斷食，摩門教徒則在每個月的第一個星期日實行。

各種宗教長期以來都強調斷食對靈魂的好處，但直到二十世紀初，醫生們才意識到，原來斷食對治療各種疾病也好處多多，包括糖尿病、肥胖和癲癇。

斷食最早起源於組織化的宗教，我們的獵採祖先是最早的間歇性斷食者。在成功狩獵到肉類或採到果物後，他們會舉辦盛宴；若狩獵失敗或沒有果物可採集時，他們則進行斷食。因此，他們演化出能在長時間沒有糧食的情況下正常運作的能力。這意味著，從祖先的角度來看，我們的身體在基因層面上就能適應快速進食和斷食的循環；換句話說，我們對間歇性斷食有天然的適應能力。

間歇性斷食的好處

執行間歇性斷食後，你會逐漸感受到這個方法對細胞、器官、血液、賀爾蒙、身體系統及其他部位和功能帶來的益處。讓我們來看看以下間歇性斷食的好處。

1. 控制血糖和胰島素

間歇性斷食可以改善胰島素敏感性，降低胰島素水平。較低的胰島素水平可幫助身體燃燒脂肪；而且，由於改善了胰島素敏感性，間歇性斷食可以幫助降低胰島素阻抗。

此外，研究發現，間歇性斷食可以降低三～六%的血糖和二〇～三一%的斷食胰島素分泌，有助於預防第二型糖尿病。這些發現很重要，因為血糖和胰島素異常是引起炎症的主要因素。

二〇一八年的一項大型研究指出，將近一半的第二型糖尿病患者在採用間歇性斷食十二個月後，能停止使用糖尿病藥物、症狀亦得到緩解。這在管理和控制第二型糖尿病方面，有非常顯著的結果（當然，在諮詢醫生前，請勿自行停止或減少藥物）。

2. 細胞更新

研究人員相信，實行間歇性斷食時，細胞會經歷一定程度的壓力，這會不斷加強細胞對分子損傷的防禦能力，並增強對疾病的抵抗力。雖然壓力聽起來像是一個負面詞彙，但對身體施加壓力，與運動時對肌肉和心臟的壓力有著相似的益處。只要給予身體充分的恢復時間，它就會變得更強壯。換句話說，人體對於活動壓力的反應，和細胞對間歇性斷食的反應，有很多相似之處。

其中一個是自噬，這是細胞層面上的更新過程。可以把自噬想像成一種垃圾處理系統，細胞透過它來清除受損分子，包括那些與阿茲海默病、帕金森氏症病和其他神經系統疾病相關的分子。

自噬對人體的許多方面有益，包括：

- 預防疾病、逆轉與年齡相關疾病。
- 延長壽命和抗衰老。
- 支撐免疫系統。

間歇性斷食還會提高細胞中的伴護蛋白（chaperone protein）水平。我們可將蛋白質視為細胞中負責工作的馬匹，每個蛋白質都有自己特定的任務；細胞內蛋白質的主要結構是一鏈胺基酸，只有當這些蛋白質的鏈折疊成特定形狀時，對細胞才有用。折疊不正確的蛋白質無法完成它們的任務，反而會黏在一起形成凝塊，阻塞細胞。

許多蛋白質除非有伴護蛋白的協助，否則無法自行折疊。如果沒有這些伴護蛋白，蛋白質就無法形成正確的形態，這可能會危及細胞的健康。但是，當蛋白質正確折疊時，伴護蛋白就會發揮作用。伴護蛋白在細胞內也是天然的自由基清除劑，會尋找引起疾病的自由基並將其消除，對抗細胞退化。

3. 抗發炎

慢性發炎是許多疾病的基礎，如糖尿病、關節問題、多發性硬化症和發炎性腸道疾病（Inflammatory bowel disease，簡稱ＩＢＤ），而間歇性斷食可以減少慢性發炎。

其中一個原因與單核細胞有關，單核細胞是一種幫助對抗體內細菌、病毒和感染的白血球。在二〇一九年發表於期刊《細胞》（*Cell*）的一篇報告中，科學家指出，人類和老鼠進行間歇性斷食時，血液中的單核細胞發炎反應減少。

另一種在血液中發現的物質半乳糖凝集素—3（Galectin-3），也與慢性發炎有關。來自山間醫學中心心臟研究所（Intermountain Healthcare Heart Institute）的科學家發現，間歇性斷食會促進這種蛋白質分泌，進而減少體內的發炎反應。

我們也從其他研究中得知，間歇性斷食有助於緩解炎症相關疾病。舉例來說，許多關節問題與炎症有關，包括類風溼性關節炎，而進行間歇性斷食的患者的炎症減緩，可以緩解疼痛、有助於保護關節。

早期的證據之一顯示了斷食與炎症之間的關聯，以過重的氣喘患者為研究對象，他們進行了交替斷食，在八週內減去原體重的八％，此外，他們的炎症標誌（marker）減少，氣喘症狀也得到了改善。

間歇性斷食的抗炎益處還有助於保持血管清潔。一項二〇〇九年發表於《美國臨床營養學期刊》的研究發現，間歇性斷食降低了總膽固醇、不良的低密度脂蛋白膽固醇和血液中的三酸甘油酯，這些都是心臟病和動脈狹窄的風險因素。

4. 腦部健康

包括二〇二〇年發表在期刊《大腦行為學》（*Brain and Behavior*）的報告在內，多項研究顯示，間歇性斷食可刺激大腦中新的神經細胞和信號傳遞途徑生長，這個過程被稱為神經可塑性（neuroplasticity），在海馬迴（學習和記憶的中心）方面尤其如此。

間歇性斷食觸發酮體的形成和釋放，這一點也很重要，因為我們已經知道它們進入血液後，可以保護記憶和學習，同時減緩腦部疾病的進程。此外，斷食帶來的自噬作用，可以清除大腦中垂死、損壞的細胞及有毒蛋白質，有助於預防癡呆症。

最後，動物研究表明，間歇性斷食還可以增加腦源性神經營養因子（brain-derived neurotrophic factor，簡稱ＢＤＮＦ），對於認知功能和情緒非常重要。

5. 預防癌症

對普遍女性來說，最常見的五種癌症是乳癌、大腸直腸癌、肺癌、子宮頸癌和胃癌。其中，乳癌被視為全球第二常見的癌症。

《中年健康期刊》（*Journal of Mid-Life Health*）發表的一篇綜述論文，探討了間歇性斷食為何可能預防這些癌症，主要是因為它干擾了促進癌症及其擴散的機制。例如，斷食可以減少炎症，而炎症又和癌症的生長有關。斷食還透過干擾血管生成（新血管形成以供給腫瘤）來抑制腫瘤生長。沒有血液供應，腫瘤無法生長；因此，斷食可能可以減緩腫瘤生長。斷食還可以對抗肥胖，而肥胖是導致癌症的風險因素之一。

此外，間歇性斷食還可以降低一種名為胰島素樣生長因子1（insulin-like growth factor 1，簡稱ＩＧＦ-1）的激素。這種激素在正常生長和細胞活動中起著重要作用，由肝臟產生，這種激素在年輕時非常重要，但是，過多的ＩＧＦ-1似乎與老化和癌症的發展有關，擁有過多ＩＧＦ-1，就像把車開得又快又猛，卻不進廠保養，可能導致引擎故障。

在人體內，ＩＧＦ-1會導致細胞缺陷，使癌症和與年齡相關疾病的風險增加。然而，人類和動物研究一致顯示，當有機體進行斷食時，ＩＧＦ-1水平會降低，這是因為斷食使我們的身體關閉生長機制，更專注於修復和保養活動，很可能降低特定癌症的風險。

6. 基因表達和抗老化

基因是一小段以編碼形式撰寫的遺傳物質，包含在一個長分子中，稱為去氧核醣核酸（DNA）。從新陳代謝、免疫功能到壽命，基因在你的身體中負責許多任務。

當基因被「表達」時，意味著它們被當成製造蛋白質的藍圖使用，這些蛋白質會告訴細胞該做什麼；因此，基因表達是基因內含訊息變成有用產物（如蛋白質）的過程。基因表達可以根據許多因素進行刺激（上調）或壓制（下調），其中一個因素是間歇性斷食，一項二〇二〇年的研究表明，僅僅三十天的適度間歇性斷食（類似一六八）可以形成基因的可測變化，這些變化可能促進人體健康並延長壽命。

間歇性斷食還可以減緩DNA退化過程，並加速DNA修復，從而減緩衰老過程。

此外，斷食還增加了抗氧化劑的分泌，幫助防止身體細胞受到自由基（細胞造成損傷的分子）損害。

7. 體重控制

研究顯示，進行間歇性斷食的人不僅能成功減重、降低BMI，還能夠繼續維持瘦下來的體重。

二〇一四年《轉譯醫學》（*Translational Research*）的一項綜述研究發現，這種飲食模式可以在三到二十四週內，使體重減少三～八％，相較於大多數減重研究來說，這是一個非常突出的數字。受試者的腰圍也減少了四～七％，代表他們的內臟脂肪也大量減少！內臟脂肪非常危險，會積聚在器官周圍，使罹患疾病的風險增加。

以上這些間歇性斷食的益處，都源自於禁食十二個小時或更長時間後，身體開始燃燒儲存的脂肪（而非葡萄糖）以供能量。脂肪酸在肝臟中轉化為酮體，釋放到血液中，被身體和大腦用於能量供應。

間歇性斷食不會傷害到瘦肌肉，這對於中年婦女來說是莫大的幫助，因為更年期和老化相關的主要症狀之一是肌肉流失，這種流失會導致力氣下降、新陳代謝變慢，進而加速老化。

間歇性斷食還會改變激素分泌的多寡，使儲存的體脂更容易燃燒。例如，進行間歇性斷食時，生長激素會急遽分泌，增加高達五倍，而生長激素有助於燃燒脂肪，並增加瘦肌肉的形成。

每餐推遲三十分鐘，無痛養成斷食習慣

首先，第一步是學習如何正確執行，如果過於急躁或方法不當，可能無法達到想要的

效果。

如果你沒有嘗試過間歇性斷食，請以漸進的方式開始。我自己剛開始時，是先將進食時間窗口推遲三十分鐘，我過去在早上六點三十吃早餐，現在就改成早上七點吃，並持續到感覺自然為止。

我每隔幾天就以三十分鐘為單位推遲這個過程，直到達到中午進食的目標。這樣的過程大約花了一個月的時間，透過緩慢的推進，我無痛適應間歇性斷食的節奏，沒有感到明顯的飢餓或煩躁。

在逐漸適應間歇性斷食之後，你就可以選擇一個八小時的時間窗口，並將食物攝取限制在該範圍內。常見的時間窗口包括：

- 中午到晚上八點＝進食時間
  晚上八點到隔天中午＝斷食時間
- 早上十點到下午六點＝進食時間
  下午六點到隔天早上十點＝斷食時間
- 早上九點到下午五點＝進食時間
  下午五點到隔天早上九點＝斷食時間

雖然許多人都選擇一六八斷食，但這可能不適用於你。**如果你發現「十四：十」或「十八：六」的時間分配更適合你，那也完全沒問題**。首先，這個飲食模式必須符合你的時間安排，才會有效。

再者，遵循第七章提供的營養指導也很重要，這包括每天建議攝取的蛋白質量。如果進食期間攝取不足，那到了斷食的脂肪燃燒期間，你的身體可能會分解蛋白質作為能源來源。因此，**著重於攝取充足的蛋白質，可以防止在斷食期間流失肌肉**。

此外，其他營養素也必須均衡攝取，包括水果、蔬菜和適量的健康、複雜碳水化合物來源。

加爾維斯敦飲食法的餐飲計畫和營養原則，將幫助你攝取富含營養的食物，我所設計的食譜是最適合間歇性斷食的營養補充方式，只要遵循這些指示就能順利執行。

此外，也要補充足夠的水分，這在斷食期間尤其重要。因為不吃東西，就無法攝取食物中的水分，所以你會需要喝更多的液體來補償。此外，補充水分有助於在斷食期間保持飽足感，減少對食物的渴望。

平時處在食物誘惑之中，尤其是那些讓你想狼吞虎嚥的垃圾食物，會讓斷食變得阻礙重重。食物的外觀和氣味會激發食慾，所以最好讓這些食物徹底消失在廚房等地方。

同樣的，在斷食期間，因為不需要花時間進食，你會有更多空閒時間。你可以拿這段空白時間做你喜歡的事情，例如閱讀、聆聽音樂或散步。

另外，許多研究顯示，良好的睡眠有助於壓抑食慾，控制過度飢餓和嘴饞的渴望，每天睡滿六到八個小時最為理想。請記住，睡覺的時間也是斷食時間的一部分，所以更應該好好利用！

此外，運動可以強化間歇性斷食的好處，輕度運動可以促進血液循環，產生更多能量並改善心情。你可以自行決定要什麼時候運動，並嘗試找到最適合你的方式。

最後，記得每天都要保留一點放鬆的時間，這能使你的身心恢復活力，改善心態、思維和記憶。

此外，生活上比較輕鬆，有助於維持健康，進而提高生產力和幸福感。

在你完成當天、當週或當月的間歇性斷食目標後，也可以好好獎勵自己，無論是為自己擠出一些時間做自己喜歡的事，還是泡個放鬆的泡泡澡、散步、打電話給朋友、冥想、寫日記，甚至做美甲或臉部保養，找到讓你快樂的事情。達成目標後，就給予自己獎勵！

雖然間歇性斷食容易、靈活且有效，但對新手而言，這仍可能具有挑戰性。你必須在生活中主動改變，相信自己能夠成功，並將這套方法融入你的生活中。

那麼，你準備好減脂和改善健康了嗎？你準備好讓思維變得更清晰、身體變得更強壯了嗎？你準備好預防疾病、逆轉中年遇到的健康問題了嗎？你準備好打造一個苗條又長壽的身體了嗎？如果你對任一個變化回答是肯定的，那就代表你確實已經做好開始間歇性斷食的心理準備了！

享瘦新人生

間歇性斷食大大改變了凱莉（Kelly）的人生。四十二歲時，她開始體驗到更年期前期的各種症狀。她雖然沒有超重，但她感到疲倦、沮喪、水腫，隨時都很餓，而且明明有運動習慣，仍對自己的身體感到不滿意。

幾個星期後，她成功培養出每天禁食十六至十八小時的習慣。她說：「我感覺好多了，不懂找回失去很久的精力、不再一直感到飢餓、衣服不再緊繃，連水腫感也消失了。現在的我，感覺輕盈又有自信。」

魔鬼藏在細節中

就像任何流行趨勢一樣，坊間流傳很多關於間歇性斷食的不實傳言。為了區分事實和虛假，讓我一一揭穿關於間歇性斷食的幾個迷思。

• 迷思一：間歇性斷食只是指不吃早餐

這並沒有錯，因為大多數人選擇的進食時段，通常都避開了早餐。但其實，你可以自由安排進食時段，例如更早吃晚餐，這樣你早上仍然可以吃早餐；如果你在晚上六點吃完晚餐，則可以在第二天上午十點打破斷食狀態，這仍然符合一六八的斷食時間表。

對許多人來說，這樣保有更多調整空間，也跟他們的生活方式更相符。

• 迷思二：間歇性斷食適合所有人

儘管間歇性斷食有許多好處，但並不適合每個人。我不建議飲食失調、體重過輕的人或第一型糖尿病患者採用。

此外，在懷孕或哺乳期間，孕婦也不應該進行間歇性斷食，兒童和青少年因為還在發育，也不合適。至於剛被診斷出糖尿病、患有慢性疾病、手術後身體虛弱、正在接受健康問題治療的人，這也不是一個好主意。

• 迷思三：在進食時段，你可以隨心所欲的吃任何食物

在進食時段，你不應該大吃不健康的食物或加工食品。間歇性斷食是加爾維斯敦飲食法重要的一環，但請記住，與其他兩大原則相輔相成，才能帶來最大的效果。

• 迷思四：間歇性斷食會降低新陳代謝

正好相反，研究顯示斷食可以提升新陳代謝，間歇性斷食尤其如此。新陳代謝指的是身體將食物轉化為能量的過程，斷食時，身體會獲得促進代謝的激素優勢；事實上，一些與代謝有關的激素，例如正腎上腺素（norepinephrine，應對壓力的賀爾蒙）和生長激素，在斷食期間會升高。斷食不僅有助於保持代謝重要激素的水平，還讓你保有「代謝靈活性」（metabolically flexible），代表你的身體可以根據燃料可用性，有效燃燒碳水化合物或脂肪。

• 迷思五：間歇性禁食會讓你挨餓

很多人對間歇性斷食持懷疑態度的原因，是他們擔心會很餓，導致自己無法堅持下去。確實，剛開始的時候，你可能會覺得餓，這就是為什麼我建議你緩慢推進。一點一點的增加斷食時間，你會發現你能逐漸克制飢餓感，不再讓你分心。

此外，前面提過，有兩個與飢餓息息相關的賀爾蒙——飢餓素和瘦素，這兩個賀爾蒙皆對間歇性斷食有正面反應。飢餓素會讓你比較不容易感受到飢餓，瘦素則會發出「我已經飽了」的訊號。所以，執行間歇性斷食並不需要擔心自己會挨餓，你的身體會逐漸習慣這樣的進食模式。

第 5 章

抗發炎食物，每種都吃一點最有效

身為醫生，我發現很多病人都不知道，他們體內有一種非常嚴重的炎症正在蔓延——慢性發炎。慢性發炎會明顯增加罹患關節炎、哮喘、心血管疾病、中風等疾病的風險。我們也知道，如果超重或肥胖，身體就會長期處於發炎的狀態。

好消息是，許多近期研究顯示，**抗發炎食物具有對抗炎症、控制體重和改善健康的功效**。關鍵在於專注於抗發炎營養上，只要堅持下去，遵循這種飲食方式的好處就會一一浮現，你整個人都會感到更舒暢，也能成功減重。

其實，炎症是一種正常的防禦動作，使免疫系統能夠對抗「刺激」。這種刺激可以是傷口、感染、異物、攝入刺激物，甚至癌症；舉個簡單的例子，扭傷的腳踝變得紅腫、手指上的割傷變得痛，以及紅腫、疼痛或腫脹，都是炎症系統的正常急性反應。

在急性炎症中，毛細管壁會變寬並變得容易滲透，使白血球能夠湧入受損組織。隨著血液流入，受影響的部位會腫脹，並對周圍的神經施加壓力、引發疼痛，但是，一旦刺激源被清除或摧毀，組織就會恢復。

所以，急性炎症是一個必要的過程，能保護身體免受每天數千種環境侵襲。它在我們的維護和修復系統中扮演著重要角色，沒有它，我們無法生存。

但是，慢性炎症完全不同，是一個緩慢、持續且具破壞性的過程，使身體產生讓組織發炎的化學物質。**慢性炎症通常發生在疼痛閾值以下，代表大腦不會察覺到其存在，因**

此，它可以長時間不被身體察覺。這就是持續性炎症危險的原因，在美國成年人的十大死因中，至少跟七個有關。

像心臟疾病就是美國女性的頭號殺手。低密度脂蛋白是「壞」膽固醇的粒子，可以進入動脈的內壁，並在那裡引發一種炎症反應，可能形成血塊，最終變成阻塞動脈的斑塊。

另一個與炎症有關的慢性疾病是第二型糖尿病。患者無法充分利用胰島素，如果沒有治療，隨著血糖在血液中升至危險水平，器官會逐漸衰竭。研究人員在第二型糖尿病患者的胰腺中，發現一個叫巨噬細胞（macrophage）的白血球，這些巨噬細胞會釋放出損害胰島素活性的炎症分子。

而炎症也可能是阿茲海默症的催化劑，阿茲海默症的成因主要是大腦中類澱粉蛋白（amyloid）和濤蛋白（tau protein）的堆積；稱為微膠細胞（microglia）的特殊細胞在大腦中巡視，尋找這些有害蛋白引起的感染或炎症跡象，發現時，微膠細胞會將其清除。在此過程中，它們還會釋放出名為細胞因子（cytokine）的促炎化學物質，刺激其他微膠細胞。在一般情況下，這種細胞因子的釋放是短暫的，但就阿茲海默症來說，微膠細胞變得過度活躍會增加其產生，清除的能力也會減少，進而導致大腦產生炎症。久而久之，對大腦細胞造成越來越多損害，便逐漸導致阿茲海默症。

對於女性來說，進入更年期前期和更年期時，雌激素的下降會引發多個器官發炎，尤其是腸道黏膜。不健康的腸道黏膜可能出現小裂縫或孔洞，使部分消化食物、毒素和其他物質滲入其下的組織，可能對消化道和其他器官造成問題，嚴重的話甚至會影響骨骼。

身體將炎症視為壓力來源，面對壓力的反應是停止正常的骨骼代謝轉換（turnover），導致骨質流失，使骨質疏鬆的風險增加。換句話說，**任何引起炎症的因素，都可能影響骨骼健康**。

雌激素水平降低還會導致其他問題，包括腦部發炎和相應的認知能力下降，特別是言語記憶（沒錯，正是腦霧），此外，還會造成肌肉發炎，最終導致肌肉質量和力量流失，也被稱為肌少症（sarcopenia）。

不僅如此，研究人員認為，雌激素水平下降在更年期期間會引起關節疼痛。在年輕時，雌激素透過降低發炎程度來保護關節，然而，進入更年期前期時，雌激素水平開始下降，可以保護關節的賀爾蒙減少了，便容易引發疼痛。

由於賀爾蒙變化引起的體重增加也會引起發炎。有明確證據表示，脂肪細胞，尤其是位於身體中部的內臟脂肪細胞（即「小腹」），產生額外的細胞因子和提高C－反應蛋白（血液中的發炎指標），進一步造成慢性發炎。總而言之，慢性發炎是一種威脅，這就是為什麼了解和控制炎症，已成為現代醫學預防治療的一大重點。

享瘦新人生

安娜年屆五十時，患有骨關節炎、椎管狹窄（脊椎管變窄）和退化性椎間盤疾病。她的體重逐漸增加，還發現其他身體上的異狀，例如，她的大腦似乎被灰色迷霧籠罩，她開始感到頭痛、筋疲力盡，這些症狀讓她感到很奇怪，覺得她的心智和身體不協調。

安娜感到沮喪、擔心和困惑，決定諮詢一位腸胃科醫生，並接受食物過敏測試。結果發現，她對麩質、穀物、豆類、某些澱粉和某些食品添加劑有很強的過敏反應。

當我聽到安娜的故事時，我懷疑她的身體中應該有很多發炎反應，而這與她的飲食有關。幸運的是，安娜也意識到了這一點，她透過加爾維斯敦飲食法，從飲食中刪除引起發炎的物質，走上了康復之路。

她告訴我們：「我正式開始的日期是二〇二〇年六月一日，當時我的體重是七十二．五公斤。今天是二〇二〇年八月二十日，我體重六十六公斤，我感覺我變得更強壯，發炎症狀也減緩了。」

遠離發炎，這些食物別碰

平常吃很多經過加工、會導致發炎的食物嗎？這種飲食不僅助長了慢性發炎，還損害了心臟、腎臟、大腦，順勢使腰圍不斷變寬。

想預防和逆轉與這些疾病和衰老有關的慢性發炎，最有效的方法就是攝取良好的營養，而有些東西則要減少或完全停止食用。

1. Omega-6 脂肪酸

我一直告訴我的患者，降低「Omega-6 比 Omega-3」比例非常重要，但是其背後的原因是什麼？這兩種脂肪酸有什麼區別？

從生物化學的角度來說，兩者都是多元不飽和脂肪酸（polyunsaturated fatty acids，PUFA），主要差異在於兩者的化學結構。Omega-3 脂肪酸指的是化學結構中最後一個雙鍵與分子鏈的「ω」（尾端）之間相距三個碳原子；而在 Omega-6 脂肪酸中，最後一個雙鍵與尾端相距六個碳原子，而這些脂肪酸的比例若不平衡，就可能引發體內發炎。

在舊石器時代，早期人類可能在 Omega-6 脂肪酸與 Omega-3 脂肪酸的比例為一比一的生態下進化和茁壯，儘管我們無從考證。然而，自那時以來，我們的基因變化並不大。

快轉到現代，**西方飲食的平均比例是驚人的二十比一**，換句話說，**我們攝入的 Omega-6 脂肪酸，顯著高於 Omega-3 脂肪酸**。

我們從哪裡攝取這麼多 Omega-6 脂肪酸呢？主要來自許多精煉植物油，如葵花籽油、玉米油、大豆油和棉籽油。許多零食、餅乾、脆餅、沙拉醬和速食也都含有 Omega-6 脂肪酸。當 Omega-6 脂肪酸在正常體內代謝過程中分解時，副產物會引發身體的發炎反應，攝取得越多，罹患慢性發炎和相關疾病的風險就越高。

過多 Omega-6 脂肪酸可能有害，而且從液態轉化為固體或半固體（即氫化或部分氫化）後，像是人造奶油或起酥油，帶來的影響尤其嚴重。在硬化過程中，它們轉變為反式脂肪，使細胞膜變得僵硬、不靈活，基本上功能失調。事實上，反式脂肪會對人體造成很大的損害，會增加發炎反應，對超重或肥胖的人尤其如此。反式脂肪會抑制免疫系統，降低高密度脂蛋白膽固醇（HDL，好的膽固醇）水平，提高低密度脂蛋白膽固醇水平及其他不良影響。

為了保護自己免受發炎影響，特別是來自 Omega-6 脂肪酸和反式脂肪的影響，應該多食用富含 Omega-3 脂肪酸的食物。這樣可以平衡體內過多的 Omega-6 脂肪酸與其所帶來的影響。

你可以從含有 Omega-3 脂肪酸的油姓魚（如鮭魚、鯖魚和沙丁魚）及一些植物性食物

（如亞麻籽和核桃）來獲得，此外，草飼動物也是Omega-3脂肪酸的良好來源。如果你不喜歡魚或很少吃魚，可能需要補充Omega-3脂肪酸來源，例如魚油。

另一個恢復兩種脂肪攝入平衡的方法，是減少攝入高Omega-6脂肪酸的精煉種子油和植物油，以及含有這些油的加工食品。同時，避開像人造奶油和起酥油這樣的反式脂肪。

2. 添加糖

添加糖指的是在烹飪或加工過程中添加的糖（如蔗糖、葡萄糖或高果糖漿）、包裝成甜味劑的產品（如白砂糖）、糖漿和蜂蜜中的糖分、濃縮果汁中的糖分，以及食物中添加的糖，不包括水果、蔬菜和乳製品中的天然糖分。

二〇一五年，世界衛生組織建議成年人每天攝取的添加糖不應超過一〇%，在理想情況下應該要低於五%。以此為例，平均攝取兩千卡路里的成年人，每天應該攝取不超過六茶匙（兩湯匙）的糖，約二十五克；這相當於一大塊榛果醬的量，但比一罐普通可樂的糖量要少得多。

如今，我們攝取的糖分遠遠超過建議量，美國人平均每天攝取超過十九茶匙（六又三分之一湯匙）的添加糖，等於將近八十克！

攝取過多添加糖，會導致許多發炎變化，首先，在食用糖後，血糖會迅速上升，促炎

魔鬼藏在細節裡

你添加到咖啡的調味、製造商放在包裝食品中的調味，這些都是人工甜味劑，可能會促進腸道細菌的炎症反應引發炎症。基本上，人工甜味劑會使原本健康的腸道細菌受到損害，然後，它們侵入腸壁，使腸壁變得多孔且容易滲漏，間接導致嚴重的健康問題。

我們必須仔細閱讀食品標籤，因為人工甜味劑潛伏在許多食品中。你可能熟悉典型人工甜味劑的品牌名稱，但製造商通常會在食品標籤上以通用名稱列出它們：阿斯巴甜（aspartame）、三氯蔗糖（sucralose）和醋磺內酯鉀（acesulfame-K，簡稱 ace-K），就是其中最為常見的名稱。

而且，還有一件鮮為人知的事情：在減少服用人工甜味劑之後，味蕾會重新感受到什麼是真正的甜味，然後，你會開始享受真實食物的天然糖分，而不是加工食品的壓倒性甜味。

的化學物質在你的全身上下傳播，助長發炎反應。然後，身體會產生胰島素，而它本身就是一種促炎賀爾蒙。

此外，糖還會影響吞噬作用（phagocytosis）。什麼是吞噬作用？在白血球試圖透過吞噬來摧毀外來顆粒或病原體（如細菌或受感染的細胞）時，吞噬作用就能保護身體，是免疫系統很重要的一環。

現在，FDA要求將添加糖列在所有食品包裝標籤上，歸類為碳水化合物，這樣就能更輕易辨識。但是在這些標籤上，有超過五十種糖的名稱出現，因此，不要只尋找「糖」這個字，而要搜尋任何類型的糖、糖漿、花蜜或以「-ose」結尾的成分。

只要避開含有添加糖的食物，特別是加工食品，就能大幅降低你的總糖分攝取量。

3. 加工食品中的亞硝酸鹽和硝酸鹽

亞硝酸鹽（nitrites）和硝酸鹽（nitrates）都是氮的化合物，其差異在於化學結構：硝酸鹽有三個氧原子，而亞硝酸鹽有兩個氧原子。在某些蔬菜中，硝酸鹽和亞硝酸鹽皆天然存在，如綠葉蔬菜、芹菜和甘藍。

儘管蔬菜中天然存在的硝酸鹽和亞硝酸鹽可能有益，但也有人工合成的，常以防腐劑的角色添加於醃肉（培根、火腿、熱狗）等食品中。在攝取這些化學物質後，它們可以形成稱為亞硝胺（nitrosamine）的化合物，這些化合物是引發炎症的化學物質，甚至可能致癌，應該避免食用。

另一個重大問題，是這種加工食品會觸發糖化終產物（advanced glycation end products，AGEs）的形成，而這些物質會使身體的炎症反應變得更加嚴重。因此，最好減少食用加工肉類，如果必須食用也要克制，或是購買無亞硝酸鹽的肉類。

4. 人工色素、調味劑和防腐劑

如果細看廚房櫥櫃、冰箱或超市中任何食物的成分標籤，你會發現裡頭幾乎都內含許多食品添加劑。數以千計的添加劑被添加到各種食物和食品中，用於增強產品的風味、外觀或質地，或延長其保存期限。

添加劑的問題在於人體無法將其視為食物，反而將其歸類為外來物質，激發免疫反應，導致身體產生炎症，以抵禦它認為有害的物質。

想避免食品添加劑，最簡單的方法就是減少攝取加工食品，並盡量購買有機食品。

5. 油炸食品

你可能喜歡吃油炸食品，但你的身體可不喜歡。用於油炸食品的油，通常含有高含量

Omega–6 脂肪酸。定期食用油炸物可能會破壞 Omega–3 和 Omega–6 脂肪酸之間的比例，並引發炎症。

此外，許多油炸食品（如薯條和洋芋片）在極高溫下深炸，這個過程會釋放出一種名為丙烯醯胺（acrylamide）的炎症化學物質，美國國家毒物計畫（National Toxicology Program）的報告便將丙烯醯胺視為潛在致癌物。

我承認，沒有什麼比得上油炸食品的香脆口感，但是，有一些替代方法可以讓你繼續品嘗此般美味，同時避開油炸物的不良脂肪和毒素：將薯條和其他菜餚放入烤箱中烘烤，或使用氣炸鍋（一項研究顯示，氣炸鍋可降低油炸薯條中的丙烯醯胺含量高達九〇％）。

6. 飽和脂肪

當我還是一名在石油公司工作的地質學家時，我經常和同事一起出去吃午餐。這是二十五年前的事了，當時「生酮飲食」和「超低碳水化合物飲食」兩種飲食法非常流行。我有一些同事正在進行這些飲食法，所以在午餐時間，我看著他們大啖堆滿培根和起司的漢堡（去掉麵包），或是狼吞虎嚥一塊巨大牛排，但從不吃蔬菜；的確，他們在減重，但又付出了多少名為飽和脂肪的代價？

起司、肥牛肉和奶油都含有大量飽和脂肪，過量攝取會引發高度炎症反應。這種炎症反應有幾種不同的方式。首先，飽和脂肪可以通過稱為類鐸受體（toll-like receptors，簡稱TLR）的分子刺激炎症反應。在正常情況下，TLR會形成一支精銳部隊，檢查體內的潛在入侵者，判斷它們是細菌、病毒還是真菌；如果確認為入侵者，就會向免疫系統發出信號進行攻擊，其中一個TLR的武器「TLR4」就是感應細菌專用的道具。

不幸的是，如果暴露在過多飽和脂肪下，這種保護機制就可能出問題。當這種情況發生時，TLR4會發送錯誤的訊號，將飽和脂肪視為入侵者。這將導致炎症反應，特別是在腸道中，破壞了腸壁，導致腸漏症；假如有害物質從腸道中溢出，便會加重免疫和感染問題。

飽和脂肪還會刺激並生成名為前列腺素（prostaglandin）和白三烯（leukotriene）的炎症物質，這些物質可能導致關節大幅損壞和動脈阻塞相關炎症。若攝入過多飽和脂肪與肥胖有關，這也會惡化炎症。

此外，女性還需要意識到，大量飽和脂肪會影響賀爾蒙，甚至可能導致罹患乳癌。過量的飽和脂肪會提升週期性的雌二醇值，當體內雌二醇異常升高時，則可能導致癌症。

透過加爾維斯敦飲食法，你不必完全避免飽和脂肪。你在接下來的內容中會看到，我建議在攝取飽和脂肪時，要以健康的脂肪去平衡，如橄欖油、椰子油、酪梨等。

以下是一些簡單的營養建議，可以幫助你減少並管理飽和脂肪攝取：

- 選擇瘦牛肉和瘦豬肉，盡量去除可見脂肪。
- 多吃魚和雞肉。
- 選擇瘦肉九〇%／脂肪一〇%的牛肉，或考慮用火雞或雞肉代替。
- 烹飪前，去除雞肉的皮。
- 與其使用酸奶油，可以嘗試使用全脂原味優格，或是混合優格和全脂茅屋起司（cottage cheese）。
- 在食譜中使用飽和脂肪含量較低的起司，例如茅屋起司、瑞可塔起司、帕馬森起司、菲達起司、山羊起司等。

除此之外，請務必檢查低脂產品的食品標籤，以確保廠商沒有用糖或其他不良成分取代去除的脂肪。

7. 過量飲酒

長期大量飲酒——每週超過五到七杯——會破壞腸道中好菌和壞菌的平衡。這種失衡會引發炎症，並損害免疫系統的健康。

酒精還會助長有害細菌生長，進一步損害你的腸道，削弱其黏膜。腸道變得多孔後，有害細菌和毒素會滲入血液中，進入器官，代表定期過量飲酒還可能傷害器官。

明智的做法是限制酒精攝入量為每天一杯左右，相當於約一百五十毫升的葡萄酒、一罐三百五十五毫升的啤酒或四十五毫升的烈酒。

最好的抗炎療法，不在藥局在超市

在這一章，我已經介紹了許多引發慢性炎症的食物，現在，讓我們來認識一下在身體中積極抵抗炎症的食材吧！這些食物，就是加爾維斯敦飲食法的核心。

抗慢性炎症最好的工具不在藥局，而是在市場和超市。許多研究發現，某些食物或飲料中的成分具抗炎作用，而你將在加爾維斯敦飲食法中享用到這些食物。

其中最強大的成分之一是抗氧化劑，抵抗細胞損傷的作用非常強大，是一種可以保護細胞免受自由基造成損傷的物質。自由基是一個分子，它失去了通常成對軌道運行的帶電電子之一，為了恢復平衡，自由基會從附近的分子偷取一個電子。在這個過程中，它損害了細胞膜，使這些細胞分解，因此，自由基的產生會導致各種炎症相關疾病。

而這時，抗氧化劑就能派上用場。研究顯示，抗氧化劑可能有助於預防某些癌症，降低膽固醇水平並增強免疫功能。它們捐贈一個電子給自由基，自己在過程中則不受損害，因此，抗氧化劑終結了自由基具破壞性、促炎的行為。

維生素抗氧化劑包括維生素A、維生素C和維生素E，而礦物質抗氧化劑包括鋅、硒、銅和錳。富含抗氧化劑的抗炎食物包含：

- 藍莓、黑莓、覆盆子、草莓和蔓越莓。
- 朝鮮薊、羽衣甘藍、甜椒、蘆筍、甜菜、青花菜、紅甘藍和番茄。
- 核桃、開心果、胡桃、榛果、杏仁，各種種子也包括在內。
- 豆類，如腰豆、毛豆和扁豆。
- 許多香料，尤其是丁香、大蒜、薑、薑黃，和任何新鮮的香草。
- 咖啡、茶和紅酒（適量飲用）。
- 富含Omega-3脂肪酸的食物，包括鮭魚和鯖魚等魚類（如果你很少吃魚，補充魚油也是一個不錯的替代方案）。

避免單一的食物營養來源，透過吃各式各樣的食物來攝取足夠的抗氧化劑，將不同的水果、蔬菜、堅果、豆類和香料融入飲食中。如果想知道你的身體有沒有發炎、發炎狀況有多嚴重，你可以做做看一二四頁至一二五頁問卷。

第八章的加爾維斯敦飲食計畫，將為你提供多樣的調理建議，這會成為你的日常框架，激發你創造屬於自己的飲食方式和類型。無論你的目標是緩解更年期症狀、減重，還是預防與慢性炎症相關的癌症、心臟病、糖尿病、失智症或其他疾病，越早投入抗炎飲食，效果會越好。

魔鬼藏在細節裡

我喜歡的抗炎食物包括：蘆筍、酪梨、豆類和其他豆類、甜菜、莓果、花椰菜、胡蘿蔔、芹菜、羽衣甘藍、橄欖油、柳橙、鳳梨、鮭魚、香菇、菠菜、番薯、勺菜（莙薘菜）、番茄、核桃。

你的身體發炎了嗎？

在這一天或過去 24 小時內，根據你的營養選擇來判斷你的身體發炎程度。你可以重複回答這份問卷，目標是讓分數越來越低。

1. 你在這段時間喝了多少酒？
a. 沒有　b. 一杯　c. 多於一杯

2. 你吃了多少份水果？（1 份＝1 顆蘋果、1 杯漿果）
a. 多於 1 份　b. 1 份　c. 沒有

3. 你吃了多少份綠葉蔬菜？（1 份＝1 杯，未炒燙過）
a. 多於 1 份　b. 1 份　c. 沒有

4. 你吃了多少份豆類或豆類製品？（1 份＝1/2 杯，煮熟）
a. 多於 1 份　b. 1 份　c. 沒有

5. 你吃了多少份海鮮？（1 份＝約 170 克，煮熟後）
a. 多於 1 份　b. 1 份　c. 沒有

6. 你吃了多少份其他蔬菜（番茄、胡蘿蔔、豌豆、南瓜等）？
a. 多於 1 份　b. 1 份　c. 沒有

7. 你吃了多少份堅果和種子？（1 份 = 1/4 杯）
a. 多於 1 份　b. 1 份　c. 沒有

8. 你攝取了多少纖維？
a. 25-35 克　b. 20-25 克　c. 少於 20 克

9. 你攝取了多少 Omega-3 脂肪？（1 份＝煮熟後約 170 克的油性魚〔鮭魚、鯖魚、金槍魚等〕，或 Omega-3 保健食品）
a. 多於 1 份　b. 1 份　c. 沒有

10. 你喝了多少綠茶或紅茶？（1 份＝1 杯）
a. 多於 1 份　b. 1 份　c. 沒有

11. 你攝取了多少橄欖油？
a. 2～3 湯匙　b. 1 湯匙　c. 沒有

12. 吃彩虹！計算你在一天中，從水果和蔬菜中攝取的不同顏色。
a. 2 種或更多顏色　b. 1 種顏色　c. 沒有

13. 你有加入大蒜、生薑、新鮮香草或薑黃調味嗎？（新鮮的才算）
a. 多於 1 次　b. 1 次　c. 沒有

（接下頁）

14. 你吃了多少顆酪梨？
a. 整顆 b. 1/2 顆 c. 沒有

15. 你有攝取任何發酵產品（優酪乳、康普茶等）嗎？
a. 2 份 b. 1 份 c. 沒有

16. 你攝取了多少額外添加的糖（以克為單位）？
a. 少於 25 克 b. 25 ～ 50 克 c. 多於 50 克

17. 你喝了多少含糖飲料？（1 份＝約 355 毫升，包括汽水、甜茶、果汁等）
a. 沒有 b. 1 份 c. 多於 1 份

18. 你攝取了多少份精製穀物？（1 份＝ 1 片白麵包，1/2 杯煮熟白米或麵條等）
a. 沒有或 1 份 b. 2 份 c. 3 份或更多

19. 你吃了多少份紅肉？（1 份＝煮熟後 85 克的瘦肉）
a. 沒有 b. 3 盎司或更少 c. 4 盎司或更多

20. 你攝取了多少人造甜味劑？
a. 沒有 b. 1 份 c. 多於 1 份

21. 你攝取了多少反式脂肪（起酥油、部分氫化植物油、人造奶油）？
a. 沒有 b. 1 份 c. 多於 1 份

22. 你吃了多少加工肉品（含防腐劑和亞硝酸鹽）？如午餐肉、熱狗、培根。
a. 沒有 b. 1 份 c. 多於 1 份

23. 你吃了多少炸物？（1 份＝ 85 克）
a. 沒有 b. 1 份 c. 多於 1 份

24. 你吃了多少垃圾食品？如速食、方便食品、洋芋片、椒鹽脆餅等。
a. 沒有 b. 1 份 c. 多於 1 份

25. 你攝取了多少含有 Omega-6 脂肪酸的植物油？如紅花籽油、葵花籽油、玉米油。
a. 1 湯匙 b. 2 ～ 3 湯匙 c. 4 ～ 6 湯匙

26. 你攝取了多少含有人工添加劑（人工色素、調味劑和防腐劑）的食物？（1 份＝ 1/2 杯）
a. 沒有 b. 1 份 c. 多於 1 份

評分
檢視並計算你的分數，選項 a 為 0 分，選項 b 為 1 分，選項 c 為 2 分。
0 ～ 15 分：你身體沒有或是有輕微的炎症反應；
16 ～ 30 分：你身體有中度的炎症反應；
31 ～ 50 分：你身體有高度的炎症反應。

第 6 章

營養素比例，
脂肪吃越多越瘦

我見過許多對加工碳水化合物上癮的女性，尤其是含有大量添加糖的食物。她們早上在已經含有糖分的麥片上撒上糖，整天吃巧克力豆，晚餐後還吃冰淇淋，永遠無法滿足對甜食的渴望。

糖隱身在各處，誘惑又非常強大，所以會有這些行為並不令人意外。大多數食品製造商更是懂得利用這一點。事實上，他們是糖分攝取問題的根源。**超市裡有超過六十萬種加工食品，其中八〇%含有隱藏的添加糖**。正如前面提到，美國人平均每天攝取十九茶匙的糖。一人份市售義大利麵醬中的糖分，就比一份奧利奧（Oreo）餅乾還多！而一杯含糖優格的糖分，甚至可能比一罐蘇打汽水還多。

近年來，有關垃圾食品（超級加工、極具可口性的食品）是否像海洛因或古柯鹼一樣會上癮的辯論一直存在。畢竟，很多人無法抵擋對甜食的渴望，而現在，研究會說話：二〇一八年的一項研究發現，含糖量較高、血糖指數較高的食物確實可能成癮，在動物研究中，它們被證明比古柯鹼更容易上癮。

自然而然，這樣做會產生嚴重的後果。加工碳水化合物和添加糖被視為我們飲食中主要有害的添加劑。它們常被指為各種慢性、與發炎相關的疾病的主因，包括肥胖、糖尿病和阿茲海默症。

如今，越來越多的科學研究表明，那些超重、肥胖、糖尿病前期或糖尿病患者，甚至對加工碳水化合物上癮的人，在脂肪總量較高、碳水化合物較低的飲食中能獲得最佳的成效。事實上，證據強烈顯示，應該要限制碳水化合物量、增加好的脂肪攝入，並適量攝取蛋白質。

這正是加爾維斯敦飲食法的「調整營養素比例」階段所講究的內容。我們的身體燃燒來自飲食中碳水化合物的葡萄糖作為燃料，並在肝臟中進行糖質新生（gluconeogenesis）。一旦我們的葡萄糖來源被耗盡，我們的身體就會轉而燃燒體脂肪作為燃料。

但是請記住，我們的日常飲食中充斥著碳水化合物（如麵包、麵食、米飯、甜點和添加糖）。這些食物會讓體內充滿葡萄糖，促進胰島素分泌。胰島素是體內脂肪儲存的主要激素。因此，當你以這種方式進食時，你的身體永遠不會轉入脂肪燃燒模式，反而會儲存更多脂肪，是一個雙輸的局面。

為了應對這個問題，重要的是調整宏量營養素（蛋白質、碳水化合物和脂肪）的比例，改為能讓脂肪開始燃燒，並刺激身體以脂肪作為主要燃料來源的狀態。當你重新分配宏量營養素，將比例從典型飲食調整為鼓勵脂肪燃燒的比例時，你的身體就會在過程中產生酮體。這些脂肪酸是一種形式的燃料，有助於身體燃燒脂肪，而不是使用碳水化合物中的葡萄糖。

幫助燃燒脂肪的「七二一」營養素比例

典型飲食中的宏量營養素比例如下：碳水化合物占總熱量五〇％，蛋白質占一五％，脂肪占三五％。這個比例需要調整。執行加爾維斯敦飲食法時，我們透過調整宏量營養素的比例來增進脂肪的燃燒，身體將以健康脂肪、蛋白質和高質量碳水化合物為能量，並以特定的比例鼓勵身體利用脂肪作為燃料。這些比例如下：健康脂肪七〇％、瘦蛋白質二〇％和碳水化合物一〇％。

本計畫中的每日飲食計畫已根據這些宏量營養素進行調整，因此很容易達到你的攝取目標。當你開始自己規畫飲食時，也可以利用營養追蹤應用程式，來追蹤你的宏量營養素。以下為幫助你達到宏量營養素目標的一些建議：

● 七〇％健康脂肪

健康脂肪包括酪梨、酪梨油、椰子油、橄欖油、橄欖、種子（尤其是奇亞籽和亞麻籽）、奶油、生堅果（尤其是杏仁、夏威夷果、胡桃和核桃）、堅果醬（無添加糖）和美乃滋（以橄欖油或酪梨油為基礎）。

●二〇%瘦蛋白質

可以從草飼動物蛋白質（牛肉、野牛肉、雞肉、羊肉、豬肉、火雞肉）、野生捕撈的魚類和海鮮、鯷魚、沙丁魚、雞蛋、無硝酸鹽的牛肉乾、蛋白粉（成分簡單、低糖、低碳水化合物）中選擇。

●一〇%碳水化合物

碳水化合物通常分為兩種類型：複雜和簡單碳水化合物，複雜碳水化合物是高纖維食物，有助於改善消化和整體腸道健康，還可以穩定血糖值，保持能量平穩，使你在用餐後感到更長的飽足感，而且不太容易轉化為脂肪。

複雜碳水化合物包括蔬菜、豆類、水果和全穀物。舉例來說，我最喜歡的是蘋果、朝鮮薊、蘆筍、甜椒、甜菜根、莓果、青花菜、抱子甘藍、花椰菜、綠葉蔬菜、堅果、種子、醃漬食品，這些都是我推薦你多享用的碳水化合物。

至於我會建議你避免的，是簡單碳水化合物。這些是身體快速消化的小分子糖，會讓胰島素激增，沒有立即燃燒掉會轉化為脂肪。這種碳水化合物，通常在富含添加糖或去除纖維和營養物質的加工白麵粉中，如糖果等甜食、麵包及各種加工食品。

在第十章，我會教你如何「維持」這套飲食法。你將再次調整營養素比例，但需要幾個星期的時間來穩定體重，並增加抗發炎食物的比例。例如，你將在脂肪：蛋白質：碳水化合物為「六：二：二」的比例下執行一個到多個禮拜；然後，再改為以「五：二：三」，進行數個禮拜。最後，在你達到理想體型，感到健康、精力充沛後，便可將攝取比例長期維持在「四：二：四」，不用一輩子吃得極端。

可想而知，這會是一個有趣的過程！

「淨碳水」越低，對血糖影響越小

執行加爾維斯敦飲食法時，你將追蹤淨碳水化合物。淨碳水指的是任何食物中的總碳水化合物，再減去纖維含量。

最簡單的計算方法是查看某食物的營養標籤，你會看到每份的總碳水化合物數量。在總碳水化合物下方，有纖維含量和總糖含量，其中包括添加的糖分。這些組成部分的總和即為總碳水化合物，但因為纖維在消化過程中不被吸收，我們必須將其從總數中減去：

總碳水化合物—纖維＝淨碳水化合物

那麼，我們為什麼要計算淨碳水？這是因為人體會以不同方式消化不同類型的碳水化合物。淨碳水是可被消化並用於能量的碳水化合物，但正如前面所提到，剩餘的纖維在通過消化道時，不會被吸收，因此不會使血糖升高。低淨碳水化合物食物對血糖影響不大，因此較可能幫助減重。

要計算淨碳水化合物，只需要將總碳水化合物的克數減去纖維克數。以表 6-1 為例，將三十七克（總碳水化合物）減去四克（纖維），就會得出三十三克（淨碳水化合物）。

表 6-1　營養標示範例

營養標示	
本包裝包含 8 份	
每份為 2/3 杯（55 克）	
每份	
卡路里	**230**
	每日參考值百分比
脂肪 8 克	10%
飽和脂肪 1 克	5%
反式脂肪 0 克	
膽固醇 0 毫克	0%
鈉 160 毫克	7%
總碳水化合物 37 克	13%
纖維 4 克	14%
糖 12 克	
包含 10 克的添加糖	20%
蛋白質 3 克	
維他命 D 2 微克	10%
鈣 260 毫克	20%
鐵 8 毫克	45%
鉀 235 毫克	6%
每日參考值：建議每日攝取 2,000 卡路里。	

魔鬼藏在細節中

在追蹤碳水化合物宏量營養素時，請記得，蔬菜可以分為兩個主要類別：澱粉和非澱粉。澱粉蔬菜包括番薯、玉米、豆類和莢豆（豌豆、扁豆等），而非澱粉類蔬菜則包括花椰菜、青花菜、番茄和櫛瓜等。

澱粉和非澱粉蔬菜都是複雜碳水化合物，但如其名所示，兩者之間的關鍵差異在於其總澱粉含量。煮熟的澱粉蔬菜，如馬鈴薯，每半杯約含有十五克碳水化合物（八十卡路里），而同樣分量的非澱粉類蔬菜，則含有約五克碳水化合物（二十五卡路里）。此外，與非澱粉蔬菜相比，澱粉蔬菜使血糖升高的速度相對更快。

儘管這兩種形式的碳水化合物都富含纖維、抗氧化劑、維生素和礦物質，但如果你的目標是減重，你就需要調整澱粉蔬菜的攝入量，以達到每日碳水化合物宏量營養素目標，並穩定燃燒脂肪。

以下列出一些澱粉蔬菜和非澱粉蔬菜。

澱粉類：玉米、防風草、豌豆、香蕉、豆煮玉米（Succotash）、馬鈴薯、南瓜、番薯、山藥。

非澱粉類：朝鮮薊、黃瓜、蘆筍、茄子、四季豆、蘑菇、白腰豆、洋蔥、甜椒

（所有種類）、青花菜、綠葉蔬菜、抱子甘藍、花椰菜、菠菜、羽衣甘藍、豆芽、胡蘿蔔、黃金四季豆（wax beans）、櫛瓜、番茄。

調整營養素比例會遇到的困難

重新調整宏量營養素後，你可能還是會想念義大利麵、麵包、馬鈴薯等食物，或是擔心自己會因為嘴饞而輸給欲望。但我向你保證，隨著體重和身形變化，你的渴望會減少，你會感到更有活力、更健康，而且透過加爾維斯敦飲食法，你會感到飽足。關於這點，我非常有自信，因為許多執行此計畫的女性都這麼和我說！

然而，要明白，人體大部分時間都是以碳水化合物為燃料，所以，突然要求身體轉變為燃燒儲存脂肪，可能會遇到一些挑戰，但請不要擔心，當你開始加爾維斯敦飲食時，你不是孤單的，很多人在剛開始時，都會有以下感受：

1. 脂肪適應需要時間

剛開始執行這個計畫時，你將訓練你的身體適應以脂肪為主要能量來源，而非碳水化合物。然而，這不會在一夕之間實現。

研究表明，適應脂肪需要幾個星期的時間；事實上，大多數人都需要三到四週，才能好好適應脂肪燃燒的方式。從實際角度來看，這意味著在頭幾個星期，你可能看不到、感受不到明顯效果。但請你繼續維持下去，一旦你的身體適應燃燒脂肪之後，你就會大大感受到它帶來的變化。

2. 碳水化合物戒斷症狀

如果你過去是吃很多複雜碳水化合物的人，那現在將碳水攝取量調降為一〇%，肯定會讓你的情緒和能量出現變化。在剛開始的時候，可能會產生一些戒斷症狀，例如：疲勞、頭痛、咳嗽、鼻塞、易怒、噁心。

諷刺的是，出現以上任何症狀，其實是一個好兆頭。這意味著你的身體曾經依賴燃燒葡萄糖作為燃料，而現在你的新陳代謝正在轉變為依賴脂肪作為燃料，所以你才會經歷糖和高碳水食物的戒斷過程，並進入脂肪燃燒模式（脂肪適應期）。

碳水化合物戒斷並不好受，但請堅持下去，即使不能完全消除副作用，你仍可以將其最小化。其中一個最好的方法，就是補充電解質。電解質包括重要的礦物質，如鎂、鉀、鈉、鈣、磷和氯，對於細胞生成能量、維持細胞膜的穩定性及整體功能，扮演了很重要的角色；此外，電解質還負責產生電力，協助肌肉收縮，運輸水分和體內液體，也參與許多其他活動。

想補充電解質，你可以多喝水，並將富含電解質的食物納入飲食中。例如，要獲得足夠的鉀，可以多食用綠葉蔬菜和酪梨，我建議每天至少吃一顆酪梨；想補充鎂，核桃、杏仁、開心果、胡桃、南瓜和葵花籽，都是很好的來源，而且很容易添加到任何一餐或小點心之中。

其他電解質（特別是鈣）可以在綠色蔬菜中獲得，你可以在食物中加鹽來獲取鈉和氯，而像鮪魚和雞肉這樣的蛋白質則富含磷。

3. 攝取的脂肪不足

在過去，你可能曾被告知過，要減少脂肪攝取，所以不敢多吃。但在這個飲食法中，脂肪是新的能量來源，你需要脂肪來平衡身體能量。

加爾維斯敦飲食法不只是單純的低碳飲食，更是高健康脂肪飲食，與其想成是在「除去碳水化合物」，不如以「攝取足夠的脂肪」來思考。

在調整後的營養素比例中，約七〇%卡路里來自脂肪，這意味著你可以享用蛋、無亞硝酸鹽的培根、堅果、種子、酪梨、酪梨油、橄欖油、椰子油、奶油等食物。

4. 避免隱藏的碳水化合物

碳水化合物和添加糖很隱密，要完全避開並不容易。許多食物中隱藏的糖和加工碳水化合物，可能比你肉眼看到的多上更多，因此，不僅需要閱讀營養標籤，還需要了解食物的製作方式，並計算攝取了多少碳水化合物。

除了那些明顯的垃圾食物之外，碳水化合物也隱藏在看似無害的食品中，如低脂食品、蛋液、醬料、調味料、花生醬、沙拉醬、蛋白質和能量棒。

以下列出一些高碳和低碳食物，可以用來替換，幫助你達到並保持在一〇%碳水化合物的攝取目標。

高碳水化合物食物：麵包、麵衣、洋芋片、馬鈴薯泥、義大利麵、米飯、汽水、小麥粉。

低碳水化合物替代品：生菜包或低醣墨西哥餅、起司粉或杏仁粉、帕瑪森起司脆餅、花椰菜泥、翠玉瓜麵或其他螺旋狀的非澱粉蔬菜、花椰菜飯、氣泡水、杏仁粉。

5. 攝取足夠的蛋白質

攝取蛋白質時，最難的其實在於抓準吃的時機。

大多數人只在晚餐時攝取蛋白質，但其實，無論你位於任何年齡階段，想維持肌肉，最好在八小時進食期間內攝取蛋白質。這麼做，也有助於預防肌肉流失，對接近中年和中年女性來說非常重要。此外，蛋白質還能控制主宰飢餓感和飽足感的賀爾蒙——瘦素和胃飢餓素的平衡。

而且，**你不一定要在運動後立即攝取蛋白質**。你可能聽過「必須在運動後三十分鐘到一小時內攝取蛋白質」的說法，多年來，我一直相信這個建議，直到後來，我發現這是基於二十五歲男性運動員為研究對象的報告。

與沒有攝取的人相比，在運動後三十分鐘內攝取蛋白質的受試者，增加了更多肌肉量（沒攝取的人也有增加，只是沒那麼多）。這些結果對我們來說其實沒有那麼好應用，因為此報告較適用於年輕男性。

關於攝取蛋白質的原則，目標是每餐攝取二十五至三十克蛋白質，中間的零食攝取十至二十克蛋白質，此外，也需要搭配健康的脂肪和碳水化合物來促進飽足感。

然而，攝取過量蛋白質也不見得是好事，一切都要適量。如果血液中有過多胺基酸，身體會將其轉化為葡萄糖作為燃料使用，從而破壞身體燃燒脂肪的能力。

在十天內戒掉糖分

我們的身體習慣攝取特定分量的糖分。我們吃的糖分越多，對糖分的渴望就越強烈，我所指的是添加糖，也就是在食物加工過程中添加的糖分，以及蔗糖、蜂蜜、糖漿或添加到食物中的任何糖分。好消息是，你可以扭轉這種趨勢，擺脫甜食的誘惑。

《美國臨床營養學雜誌》發表了一項研究，研究人員招募二十九名每天至少喝兩種含糖飲料的志願者。作為實驗的一部分，志願者被要求評估一些甜點和飲料的甜度。然後，研究人員要求一半的受試者減少四〇％的糖攝取量，另一半則繼續原本的飲食。

三個月後，參與研究的人們在一個月內再度回去吃他們想吃的任何東西，而研究人員要求受試者再次評估這些甜點和飲料的甜度。那些減少糖攝入量的人認為，原本愛吃的布丁和飲料變得過甜，對它們的喜愛程度降低，代表他們真的失去了對甜食的渴望！

如果你喜歡吃甜食，這意味著在你戒掉糖分之後，糖就不再對你有所掌控。想開啟戒糖的旅程，你可以試試我的十天糖分排毒計畫，並根據需要重複進行。

第一天：在你的日記寫下打破糖分上癮的目標，例如控制對添加糖的攝取、了解食用過多糖分的後果等。另外，寫下每天你將採取的行動，像是：只吃未經加工的食物；用水或無糖氣泡水代替蘇打水、果汁、甜茶和其他含糖飲料；在間歇性斷食期間以黑咖啡作為飲品；用新鮮或冷凍莓果搭配原味希臘優格，而非購買調味、含糖優格；選擇吃水果，而非含糖食品或甜點；用水果和堅果混合製作拌合堅果乾，代替糖果。

第二天：從今天開始，在你的營養追蹤應用程式中，記錄你攝入的添加糖量。你可能會對記錄出來的總量感到驚訝。請記住，美國心臟協會建議女性每天攝取的添加糖不應超過二十五克。看到你經常攝取的糖分超過這個數字，可能會令人震驚，但也會給你動力！

第三天：如果你會喝汽水、含糖茶或咖啡、甜雞尾酒、果汁等，你可以先試著開始喝添加了柑橘或黃瓜的氣泡水，然後再逐漸將家中所有含糖飲料都清掉。

第四天：壓力會影響你的飲食選擇，並加劇對甜食的渴望，所以你應該進行減壓活動，例如瑜伽和冥想。此外，你也可以選擇富含鎂的食物，因為鎂可以舒緩身體，例如蘋果、酪梨或杏仁，此外也能搭配一到兩顆雞蛋（富含對大腦有益的維生素）或油性魚（含有能改善情緒的 Omega-3 脂肪酸）。

第五天：添加大量高果糖漿的高糖食物，會引發更大的飢餓感和對糖分的渴望，影響你的戒糖旅程。今天開始，試著用健康的碳水化合物搭配蛋白質或健康脂肪，做出令人有飽足感的正餐和小點心，例如，用蘋果搭配少量杏仁，或是黃色南瓜搭配鷹嘴豆泥，而不是吃餅乾或洋芋片。

第六天：如果你還沒有開始讀食品標籤，那就開始培養這個習慣吧。請記住，許多食品和調味品，都是加工碳水化合物和添加糖的隱藏來源，所以可以練習檢查產品的標籤，如沙拉醬、調味品、醬汁等，在其中尋找隱藏的醣類。

第七天：還沒辦法完全割捨甜食嗎？問問自己：你是真的餓了，還是每晚吃糖是一個難以改掉的習慣？如果你真的餓了，準備一些富含蛋白質和健康脂肪的食物，例如一把核桃或無糖希臘優格加上莓果和無糖椰子，這可以讓你忘掉本來固定會吃的甜點。

第八天：很多人不知道，充分飲水也可以幫助控制對糖分的渴望。何謂「充分」？目標是每天攝取一千九百毫升的水，差不多是八杯。你可以在水中放入柑橘或新鮮的香草，為其增添風味。

第九天：現在，該減少人工甜味劑了。在戒除添加糖的過程中，人工甜味劑看起來像一個不錯的替代品，但其實，這反而會破壞你這一路上的一切努力。研究顯示，人工甜味劑可能會促使代謝變化，影響你的食慾、食物攝入及體重增加狀況。所以，我們必須逐漸減少人工甜味劑的使用量，先從減半開始，每隔幾天再減少一半。如果你仍然需要一些甜味，可以轉為使用甜菊糖或赤藻糖醇。

第十天：恭喜你，到了第十天，你已經走得很遠了。你對甜食的渴望程度已經大大降低，甚至可能已經完全戒掉了添加糖。到了第十天，你要繼續減少人工甜味劑的攝取、繼續多喝水，並回顧你當初設定的目標。在你的日記中記錄你的成功，並寫下減少或戒除添加糖後的感受。

事實上，任何飲食中都不需要糖。人體需要蛋白質、優質碳水化合物、健康脂肪，唯獨糖是完全不需要的東西。而加爾維斯敦飲食法就是基於這些事實而開發的計畫，此計畫的目的是要幫助你戒除糖癮。我保證你一定可以做到，一旦你戒除了糖，對添加糖的熱愛將正式成為過去式。

第三部

讓快速代謝變成一種日常

第 7 章

緩解更年期症狀，你只缺這些營養素

你在四十歲、五十歲、六十歲時的身體，與二十歲時幾乎完全不同。隨著進入更年期前期、更年期、更年期後期，你的體型、身體組成、新陳代謝、肌肉、骨骼、能量、外貌和整體健康，一切都會發生變化。正是因為有這些變化，你才需要特定的食物和營養素，這不僅是為了減重，更是為了追求長遠的健康。

許多人在面對身體問題時，往往會先尋求藥物幫助，而不會先考慮以飲食作為解決方案。但事實上，只要**選對食物，獲得對身體有幫助的賀爾蒙、為身體提供能量，就能減輕、緩解症狀，甚至恢復健康。**

我引導成千上萬名女性進行這個計畫，親眼見證加爾維斯敦飲食法是中年女性追求健康、減少身體不適和永久性減重，最可靠的方法。你將對這個飲食計畫的療效感到驚訝！數千名女性實證發現，以正確比例攝取正確食物，是強大的解決方法，這麼做有助於改善體重、賀爾蒙、慢性發炎相關問題。

「好」脂肪，降低心臟病和中風發生率

我們常認為脂肪就是不好的東西，但事實上，脂肪並不是罪魁禍首。在一九七〇年代末期，脂肪開始被妖魔化，被大眾當成高膽固醇、糖尿病、心臟病和肥胖等問題的罪魁禍

首。最後，賣場中開始出現低脂食品，但這些食品也有問題，因為缺乏天然營養素，反而讓你感到飢餓。為什麼會發生這種情況？答案是，食品製造商添加了糖來增加風味，導致顧客的健康開始下滑。所以，千萬別覺得脂肪萬萬不能碰。透過加爾維斯敦飲食法，你將享受豐富又健康的「好」脂肪，能降低心臟病發作和中風風險、支撐大腦功能和健康平衡的賀爾蒙、改善皮膚、幫助身體癒合，並促進整體幸福感。

此外，脂肪也能帶來滿足感，因為它們能觸發釋放讓你感到飽足的賀爾蒙，這也是為什麼，你執行加爾維斯敦飲食法，卻不會感到飢餓的原因之一。脂肪在其他方面也有益處。例如，它們有助於逆轉胰島素阻抗，減少潮熱的頻率，減輕夜間盜汗的嚴重程度。

除了橄欖油等優質油脂外，你還可以享用種子和堅果作為脂肪來源。亞麻籽尤其富含植物雌激素，尤其是木質素，可以促進賀爾蒙調節。它們還富含Omega-3脂肪酸、抗氧化劑和纖維。其他種子，如奇亞籽和大麻籽（按：在臺灣，大麻植物除特定成熟莖或種子製品外，原則上屬於毒品，於食譜中可先以芝麻或奇亞籽代替），也同樣富含Omega-3脂肪酸。

堅果擁有對血管健康和賀爾蒙生產有益的脂肪。此外，它們還有助於降低膽固醇，調節胰島素分泌，使血糖回歸正常值。

以下是建議你攝取的脂肪列表：

酪梨、酪梨油、奶油（最好是草飼牛的）、椰子片（適度使用）、椰子粉（用於調味）、椰子油（適度使用）、濃稠的調味醬（用於調味）、乳製品（濃奶油、全脂牛奶，若有乳糖不耐症，則不建議攝取）、亞麻籽油、酥油（澄清奶油）、鷹嘴豆泥、美乃滋（最好是用橄欖油或酪梨油製成的）、中鏈脂肪酸油（MCT油，適度食用）、堅果（特別是核桃、杏仁、胡桃、夏威夷果）、杏仁粉、堅果醬（無糖且無添加油）、橄欖油、橄欖、種子醬（無糖且無添加油）、種子（特別是奇亞籽、亞麻籽、大麻籽、南瓜籽、葵花籽）、芝麻油（適度食用）、芝麻醬（芝麻種子醬）。

吃對蛋白質，穩定血糖、調節食慾

蛋白質之於人體，就像木材之於房子、鋼鐵之於摩天大樓一樣重要。蛋白質是身體的基本建材，在修復和維護中發揮關鍵作用，因此，加爾維斯敦飲食法中的蛋白質含量，比其他飲食法略高一些。

如果你近年來有在關注營養相關研究，也許已經明白增加蛋白質攝取量會帶來的利弊。讓我先澄清：高蛋白質飲食不應受到無端批評。

事實上，隨著年齡增長，女性需要更多蛋白質，因為女性身體往往會失去瘦肌肉，舊組織的修復能力也會下降。其中很大一部分原因是雌激素下降，這會導致肌肉質量和骨骼強度流失。總而言之，蛋白質非常重要。

一項關於女性的重要研究——婦女健康計畫（Women's Health Initiative，簡稱WHI）表示，蛋白質攝取量高，可以降低三二%的老年衰弱風險，身體機能亦更佳。

此外，蛋白質還有穩定血糖的作用（對於情緒波動有幫助），會影響瘦素和飢餓素的分泌，這些激素負責調節食慾。

我會建議你多吃不同類型的蛋白質：雞肉、魚肉、瘦肉、豆類和豆莢類、乳製品等。**雖然我們常被告知，應該避免食用蛋，但事實上，蛋是一種便宜的蛋白質來源，也是平衡飢餓和脂肪儲存激素的最佳來源之一**，對胰島素和胃激素都能帶來正面影響。蛋富含維他命D、鐵和維他命B群。我們所需要的營養，都裝在蛋殼之中。

此外，魚也是一個不錯的選擇。富含抗炎的Omega-3脂肪酸，像野生捕撈的鮭魚、鯡魚、鯖魚、湖鱒和沙丁魚等油性魚，可以穩定飢餓激素，讓你維持更長時間的飽足感。油性魚同時富含維生素D，有助於提高女性的睪酮水平。調節這些激素，可以改善體重增加問題、疲勞及抑鬱症狀。不僅如此，吃魚還可以保持心臟健康，使皮膚和頭髮散發光澤。

以下是建議你攝取的蛋白質列表：

鯷魚、培根，無硝酸鹽、瘦牛肉、牛肉乾（無硝酸鹽或亞硝酸鹽）、野牛肉、水牛肉、雞肉、膠原蛋白粉、春雞、鴨肉、雞蛋、野生捕撈的魚（尤其是鮭魚、鱒魚和鮪魚）、鹿肉等獵獲的肉品、豆類、無硝酸鹽或亞硝酸鹽的熟食、駝鳥肉、瘦豬肉、蛋白粉（成分簡單、低糖、低碳水化合物）、貝類、豆腐、火雞肉、火雞培根。

除非你有乳糖不耐症或無法消化乳製品，否則，加爾維斯敦飲食法鼓勵你多攝取乳製品。其中一個主要原因是，到了更年期，雌激素水平下降會增加女性骨折風險，而乳製品富含健骨鈣質。骨骼的強度，取決於是否攝取足夠的鈣質和維生素D，而乳製品蛋白質中也含有維生素D。若缺乏這些營養素，你的骨骼可能會逐漸溶解，變得脆弱且易於斷裂，因此好好預防更是重要。

一項涉及近七百五十名更年期後期婦女的研究顯示，食用較多乳製品和動物蛋白質的女性，骨密度顯著高於攝取較少的女性。

乳製品食品還可以幫助你睡得更好，另一項研究報告指出，富含胺基酸甘胺酸的食物（如牛奶和起司），能幫助更年期前期和更年期後期婦女睡得更深。

某些乳製品蛋白質含有益生菌，尤其是優酪乳，而這些益生菌是有益的細菌。益生菌可以增加陰道內有益細菌數量，從而預防陰道感染；還可以減輕陰道感染的症狀，如陰道分泌物和異味，進而治療感染。

以下是建議你攝取的植物蛋白質列表：

杏仁奶／杏仁起司／杏仁粉、腰果奶／腰果起司、奇亞籽、鷹嘴豆／鷹嘴豆粉、乾燥或罐裝豆類、毛豆、扁豆、羽扇豆、營養酵母、麵筋、天貝、豆腐。

攝取乳製品的好處多多，以下是你可以攝取的食物：

切達起司、全脂茅屋起司、奶油乳酪、費塔起司、山羊起司、全脂希臘優格、哈瓦蒂起司（Havarti，產自丹麥）、重奶油（脂肪含量高達三六%）、全脂克非爾（Kefir，又稱鹹優格）、蒙特里傑克起司（Monterey Jack）、莫札瑞拉和其他較軟的起司、帕瑪森和其他較硬的起司、酸奶油、瑞士起司。

從碳水化合物中，吃得到天然雌激素

我希望你還是能夠好好享用碳水化合物，只是，要改成吃「好的」碳水化合物。這些好的醣類，主要都是非澱粉碳水化合物，如蔬菜和一些水果，以及一些澱粉碳水化合物，如紅薯、水果和某些全穀物，這些食物都富含維生素、礦物質、纖維和抗氧化劑。

在冰箱裡存放綠葉蔬菜也很重要，菠菜、羽衣甘藍、寬葉羽衣甘藍和莙薘菜等綠葉蔬菜充滿抗氧化劑，有助於預防發炎。綠葉蔬菜還可以幫忙調節賀爾蒙，尤其是雌激素代謝。不僅如此，此外這些食材都富含纖維。

青花菜、甘藍、花椰菜、羽衣甘藍和抱子甘藍，都屬於十字花科蔬菜家族。與綠葉蔬菜一樣，這些蔬菜有助於處理和排除體內多餘的雌激素。一項研究表明，食用青花菜降低了一種與乳癌有關的雌激素值，同時增加了一種對抗這種疾病的雌激素值。

許多高質量的碳水化合物含有天然植物雌激素，這是食物中作為體內弱雌激素的化合物。儘管對於是否將其納入飲食中仍存有爭議，但最近的研究報告指出，它們對於更年期婦女的健康有幫助。天然含有植物雌激素的食物包括大豆、鷹嘴豆、花生、亞麻籽、莓果、綠茶和紅茶等。

喜歡吃甜食的人不妨試試看改吃水果，水果充滿了抗發炎的抗氧化劑，也富含水分和纖維，讓人有飽腹感，又較不會造成體重增加。

非澱粉蔬菜清單：所有綠葉蔬菜、泡菜、朝鮮薊、球莖甘藍（大頭菜）、蘆筍、涼薯、

魔鬼藏在細節中

說到優格等益生菌相關食物，大家都會直接聯想到腸道健康。的確，益生菌有助於預防和治療腸胃疾病，如腹瀉、便秘和發炎性腸道疾病，而且還能幫助腸道微生物群（數以兆計的腸道細菌）維持平衡。不過，益生菌的好處不僅如此，還包括：

1. 幫助減重和減少腹部脂肪。
2. 改善一些心理健康狀況，如抑鬱、焦慮和記憶力下降。
3. 保持心臟健康。
4. 改善膽固醇和三酸甘油酯數值。
5. 增強免疫系統。
6. 維護泌尿生殖器健康。
7. 幫助身體控制血糖。
8. 增強骨骼和關節健康。
9. 預防肝病。
10. 幫助改善癌症狀況。

竹筍、蘑菇、豆芽、秋葵、綠色和金黃豆莢、洋蔥、甜菜、巴西里、青江菜、各種類型和顏色的椒類、青花菜、醃黃瓜、青花筍、蘿蔔、抱子甘藍、蕪菁甘藍、各種甘藍菜、德式酸菜、胡蘿蔔、蔥、花椰菜、櫛瓜、芹菜、番茄、黃瓜、西洋菜、茄子、夏南瓜、苦苣。

澱粉蔬菜清單：毛豆（黃豆）、馬鈴薯、扁豆、蕪菁、防風草等豆類、豆煮玉米、豌豆、紅薯、大蕉、西洋南瓜。

全穀物清單：莧菜籽（以米飯的方式煮熟或用作麵粉）、法老小麥（Farro）、大麥、雜穀、糙米、燕麥、蕎麥（通常加工成脫殼蕎麥、麵粉或麵條）、藜麥、布格麥（Bulgur）、斯佩耳特小麥（Spelt，製成麥仁或麥片食用）、麥仁、玉米。

水果清單：蘋果、葡萄柚和其他柑橘類水果、香蕉、梨、黑莓、李子、藍莓、覆盆子、櫻桃、草莓、蔓越莓（新鮮的）。

攝取越多纖維的人，越健康

身為醫生，我知道最健康的人，往往都是攝取最多纖維的人。幸運的是，透過加爾維斯敦飲食法，你可以輕鬆增加你的纖維攝入量；隨著時間的推移，你的努力將得到回報，你會明顯感受到變化，因為纖維有以下作用：

魔鬼藏在細節中

根據報告，高達八五％的更年期女性會經歷潮熱，而更年期前期女性經歷的機率更是高達五五％；越接近更年期，潮熱發生頻率和嚴重程度可能會增加。

如果你正在經歷潮熱，看到這個統計數據可能會感到沮喪，但不要灰心，只要攝取足夠的營養就可以改善。事實上，遵循加爾維斯敦飲食法，可以顯著減少發生機率，以下是幾種可以有效減少嚴重程度和頻率的營養素和食物：

- **Omega-3 脂肪酸**：富含這些脂肪的食物，如鮭魚、金槍魚、核桃和亞麻籽，可以減輕潮熱的嚴重程度和頻率。
- **維生素E**：富含維生素E的食物，如葉綠蔬菜、南瓜籽、葵花籽、杏仁和紅甜椒，可以幫助減輕潮熱，也是一種強效的抗氧化劑，普遍認為有助於修復受損細胞。
- **大豆食品**：富含大豆的食物，如豆腐和毛豆，因為含有植物雌激素，有幫助緩解潮熱的可能性。此外，大豆食品還含有蛋白質、纖維和健康脂肪。
- **水果和蔬菜**：研究證明，經常食用富含水果和蔬菜的飲食，並避免糖和加工食品，可以減少更年期症狀，如潮熱、體重增加和內臟脂肪的積聚。

1. **控制食慾**：纖維能減緩營養物質到達腸道的速度，讓你感受到更長久的飽腹感，抑制食慾。少了食慾，你可能會在不自覺中減重。此外，纖維還可以幫助降低飢餓素。

2. **修飾腰圍**：如果你最近明明做很多仰臥起坐，腰部溢出來的肉卻仍然陰魂不散，那你需要增加你的纖維攝入量，尤其是可溶性纖維。一些證據表明，這種纖維對於減去腹部脂肪效果優異。纖維在其他方面也可以幫助你減肥。例如，大多數高纖食物需要很長時間咀嚼，這會減慢進食速度，使飽腹信號在你吃太多之前就抵達大腦。此外，纖維還可以減少你從其他食物中吸收的熱量。

3. **調節血糖和胰島素**：纖維對於血糖和胰島素的影響不在話下。大量針對糖尿病患者和健康受試者的研究表明，攝取碳水化合物時，配合纖維一起食用，血糖和胰島素的水平不會像僅攝取碳水時一樣升高。

4. **降低乳癌風險**：此主題的研究統計發現，遵循高纖飲食的女性罹患乳癌風險降低一二%。為什麼？原來，纖維具有以下作用：

- 降低血液循環中多餘雌激素的分泌。
- 與腸道中的有害及致癌物質結合，像掃帚一樣清理你的消化系統，將其排出體外。
- 促進腸道中有益細菌的生長，抑制有害細菌的生長，這個過程干擾了致癌物質的生

表 7-1　纖維含量最高的食物

食物	單位	含量（克）
朝鮮薊	煮熟後 1 顆	10
酪梨	1 杯切丁	10
豌豆	煮熟後 1 杯	9
西洋南瓜	煮熟後 1 杯	9
新鮮莓果	1 杯	8
扁豆	煮熟後 1/2 杯	8
黑豆	煮熟後 1/2 杯	7.5
鷹嘴豆	煮熟後 1/2 杯	6
防風草	煮熟後 1 杯	6
帶皮的梨	1 顆	5.5
青花菜	煮熟後 1 杯	5
寬葉羽衣甘藍	煮熟後 1 杯	2
帶皮蘋果	1 顆	4.3
抱子甘藍	煮熟後 1 杯	4
四季豆	煮熟後 1 杯	4
秋葵	煮熟後 1 杯	4
番薯	煮熟後 1 顆	4
紅薯	煮熟後 1 顆	4
布格麥	煮熟後 1/2 杯	4
斯佩爾特小麥	煮熟後 1/2 杯	3.8
玉米粒	煮熟後 1/2 杯	3.5
新鮮櫻桃	1 杯	3.2
羽衣甘藍	煮熟後 1 杯	3
大麥	煮熟後 1/2 杯	3

成，促進其在腸道中分解。

- 改善巨噬細胞（免疫系統的一部分，白血球）對有害細菌的攝取。
- 促進短鏈脂肪酸（SCFAs）的產生，有助於抵抗腫瘤細胞的生長。

每天至少應攝取二十五克以上的纖維，假如每一天都食用大量蔬菜和一些水果，其實要達成這個目標並不難。

減輕更年期症狀的功臣——鎂

透過加爾維斯敦飲食法，你可以攝取到很多鎂。這個重要卻不受重視的礦物質，對女性健康至關重要，它參與身體中數百個生化反應，對能量儲存、肌肉和神經功能非常關鍵。據估計，五〇%女性攝取的鎂不夠多。更重要的是，隨著年齡增長、經歷更年期，鎂對於健康尤其重要，甚至可能幫助你減輕更年期症狀和疾病。

鎂的作用如下：

1. **保持骨骼健康：**約六〇%的鎂儲存在骨骼中，鎂在預防骨質疏鬆症上，和鈣一起扮演著重要角色。更年期時，隨著雌激素水平下降，骨骼的分解速度超過重建速度，導致骨骼變得脆弱、多孔。鎂有助於防止這種分解，因為它可以增加骨基質的鈣化。

此外，長期發炎會使骨骼逐漸衰弱，而鎂可以減緩炎症。

2. 預防胰島素阻抗和糖尿病：若身體中鎂的含量不足，你可能更容易患上這些疾病，而這些疾病還會進一步引發其他併發症。糖尿病患者沒辦法順利代謝鎂，幸運的是，攝取飲食中相對較低劑量的鎂，可以幫助預防糖尿病併發症，並干預此疾病。

3. 保護心臟健康：鎂能用多種不同方式保護心臟，能預防異常心律、阻止血塊形成並調節血壓。

富含鎂的食物是抗氧化劑、健康脂肪、蛋白質和纖維的重要來源，這些都對心臟健康有益。一項針對近四千名更年期後期婦女做的研究指出，身體含有越多鎂，心臟疾病相關的發炎反應越少，表示心臟健康較好。

4. 增進睡眠：高達六〇%的更年期婦女有失眠或睡眠困難的問題，即使能入睡，睡眠品質也很差。鎂可以改善睡眠，因為它能調節生理時鐘、使肌肉放鬆，藉此促進睡眠。

一項根據四十六名老年人的小型研究發現，每天補充五百毫克的鎂可以顯著增加睡眠時間、改善睡眠質量並產生褪黑激素（一種睡眠賀爾蒙），而在對照組中則沒有觀察到。

5. 提升情緒：如果你患有憂鬱症，又不想服用抗憂鬱藥，可以補充一些鎂。鎂對腦功能、情緒調節和應對壓力有正面影響，可以改善憂鬱症。

6. 促進脂肪燃燒：我們通常不會把鎂當成脂肪燃燒劑來看，但它確實有助於減肥。新興研究發現，鎂可以降低胰島素阻抗，而胰島素阻抗是胰島素過多、無法正常發揮作用的情況，導致身體無法高效燃燒脂肪，包括頑固的腹部脂肪。

胰島素阻抗還可能增加對零食的渴望，因此，鎂對超重或肥胖的人來說，可以幫助調節血糖和胰島素水平。此外，鎂還有助於改善腹脹和水腫。

鎂對於預防和治療許多疾病都有幫助。尤其是那些與鎂不足相關的疾病，如阿茲海默症、胰島素阻抗、第二型糖尿病、高血壓、心血管疾病和偏頭痛等。

女性每天需要三百一十至三百二十毫克的鎂，請參考一六四頁表 7-2，了解鎂的來源。

Omega-3 脂肪酸，中年發福的剋星

Omega-3 脂肪酸對更年期的益處相當多，所以我才在本書多次提起。在加爾維斯敦飲食法中，這些脂肪酸扮演很重要的角色，有以下作用：

1. **抵抗中年發福**：如前面所述，EPA和DHA是主要存在於油性魚中的Omega-3脂肪酸。兩者都能夠減少體脂肪，尤其是腹部脂肪。中國研究人員針對Omega-3脂肪酸和超重成年人的七項研究進行統計分析，得出以下結論：補充Omega-3脂肪酸，能夠顯著減少腰圍數字。

2. **減少飢餓感**：有一項針對兩百三十二名超重和肥胖受試者的研究，研究人員將研究對象（他們在八週的減重計畫的最後兩週）分成高劑量和低劑量的Omega-3脂肪酸組。在餐後兩小時，相較服用低劑量Omega-3脂肪酸的人，服用高劑量的人表示感到更飽足，也不容易感到餓。

3. **降低三酸甘油酯**：進入中年後，三酸甘油酯可能會飆升。隨著三酸甘油酯上升，對人體有益的高密度脂蛋白水平會大幅下降，增加罹患心臟疾病的風險。

更年期後期的女性，可能會比更年期前期擁有更高的三酸甘油酯濃度，使她們面臨較高的心臟疾病風險。針對這個問題，Omega-3脂肪酸是不可或缺的關鍵，能與低糖和精緻碳水化合物的飲食相結合，有助於降低三酸甘油酯水平。

4. **緩解更年期相關關節疼痛**：Omega-3脂肪酸有助於抑制前列腺素形成，這些物質可能引發炎症、損害關節。這時，Omega-3脂肪酸可以助你一臂之力，有效對抗炎症，並緩解更年期常見的關節疼痛和僵硬感。事實上，這些脂肪的作用方式，與非類固醇消炎藥

表 7-2　鎂含量最高的食物

食物	單位	含量（克）
綠葉蔬菜	煮熟後 1 杯	156
南瓜籽	1 盎司，約 28 克（2 茶匙）	150
鮭魚	煮熟後 1 片	106
鯖魚	煮熟後 1 片	97
杏仁	1 盎司，約 28 克（2 茶匙）	80
腰果	1 盎司，約 28 克（2 茶匙）	72
黑巧克力	1 片	64
藜麥	煮熟後 1/2 杯	60
酪梨	1 顆	58
豆腐	煮熟後 3 又 1/2 盎司，約 100 克	53
毛豆	煮熟後 1/2 杯	50
亞麻籽	1 盎司，約 30 克（2 茶匙）	40
黑豆	煮熟後 1/2 杯	40
利馬豆	煮熟後 1/2 杯	40

（NSAIDs）相似。

5. 舒緩情緒：女性患憂鬱症的風險是男性的兩倍，更年期後的風險更大。煩躁和悲傷，是更年期常見的情緒症狀，但 Omega-3 脂肪酸可以恢復腦細胞的結構完整性，尤其腦細胞對認知功能至關重要，修復後便能緩解症狀。

6. 支持骨骼健康：研究發現，攝取更多 Omega-3 脂肪酸可以增加骨骼礦物含量，預防骨質疏鬆症。

7. 恢復性慾：Omega-3 脂肪酸為身體提供潤滑作用，緩解更年期前期、更年期和更年期後期常見的陰道乾燥。

大多數女性每天至少需要攝取兩克 Omega-3 脂肪酸，請參考一六七頁表 7-3，了解脂肪酸來源和服用分量。

緩解疲勞、減輕憂鬱的維他命D

維他命D能帶來的好處非常多，特別在幫助心臟、肺、血管和免疫系統維持正常功能上，益處更是獨樹一幟。至於更年期問題，維他命D可以在以下方面提供幫助：

1. **幫助減重**：作為脂肪燃燒劑，維他命D在三個關鍵方面發揮作用。首先，當維他命D正常分泌時，身體會產生更多瘦素，告訴大腦「我已經飽了」並停止進食；其次，維他命D充足，脂肪細胞便會抵抗製造、儲存脂肪；第三，維他命D與鈣互動，阻止皮質醇的過度產生，皮質醇是一種臭名昭著的壓力激素，當持續升高時，會觸發腹部脂肪的積聚。

2. **增加肌肉力量**：維他命D會直接影響肌肉力量和質量，而且這個維他命會隨著年齡增長而減少。近期一項研究證實，維他命D可以顯著增加女性肌肉力量，減輕更年期後十二年內（或更長時間）肌肉質量流失的情況。

這項臨床試驗，將一百六十名巴西更年期後期婦女隨機分為兩組：一組每天接受一千單位的維他命D補充劑，另一組則接受安慰劑。研究人員在試驗結束時發現，接受維他命D補充劑的婦女肌肉力量增加超過二五%；對照組的肌肉質量則平均流失六．八%，而且對照組跌倒的可能性也幾乎是補充組的兩倍。

3. **幫助改善憂鬱症**：研究顯示，維他命D在調節情緒和降低抑鬱風險方面，起著重要作用。發表於二〇二〇年期刊《憂鬱與焦慮》（*Depression and Anxiety*）上的一項回顧性研究，對七千五百三十四人進行分析，發現服用維他命D補充劑能有效舒緩憂鬱症狀。該研究還得出一個結論：補充維他命D，對缺乏此維他命的憂鬱症患者而言確實有效。

4. **緩解疲勞**：疲勞是更年期的常見症狀，特別是在更年期初期，因為身體正在適應

表 7-3　Omega-3脂肪酸含量最高的食物

食物	單位	含量（克）
亞麻籽油	1 茶匙	7,260
奇亞籽	2 茶匙	5,060
鮭魚	煮熟後 3 又 1/2 盎司，約 100 克	4,123
鯖魚	煮熟後 3 又 1/2 盎司，約 100 克	4,107
碎核桃	2 茶匙	2,570
亞麻籽	1 茶匙	2,350
沙丁魚	3 又 1/2 盎司，約 100 克	1,480
大麻籽	1 茶匙	1,000
鯷魚	2 盎司，約 55 克	951
鮪魚 (新鮮或罐裝)	3 又 1/2 盎司，約 100 克	946
黃豆	煮熟後 1/2 杯	670
豆腐	3 又 1/2 盎司，約 100 克	495
牡蠣	去殼 6 顆	370
西洋南瓜	煮熟後 1 杯	332
Omega-3 機能蛋	1 顆	225
菠菜	煮熟後 1 杯	166

波動的賀爾蒙。在二〇一五年，一項針對女護士的研究發現，缺乏維他命Ｄ與自覺疲勞（self-reported fatigue）之間關聯密切，而且八九％的參與者缺乏此維他命。

5. **強化骨骼**：骨質疏鬆指的是因鈣和其他礦物質流失，導致骨骼變弱的狀態。這種情況會使老年人更容易骨折，尤其是女性。而定期攝取足夠的維他命Ｄ和鈣，能幫助人體以最大程度吸收鈣，使骨骼更加堅固。

6. **降低乳癌風險**：研究證明，使用維生素Ｄ治療乳癌細胞，可以阻止乳癌細胞生長和擴散，並啟動促進這些細胞死亡的過程。

十九歲到五十歲的女性，每天至少應攝取六百國際單位（ＩＵ，計算維生素效力的標準方法）的維生素Ｄ以維持健康，五十歲以上的女性應該攝取八百ＩＵ。儘管可以透過富含維生素Ｄ的飲食達到這個目標，但同時服用補充劑也是不錯的主意。下頁表7-4為維生素Ｄ的良好來源食物。

最後，除了上述營養素之外，我會建議每天至少攝取六十四盎司（八杯，約一千九百毫升）的水。水是重要的營養素，卻也最容易被忽視；水有很多好處，對心臟健康、腦功能、身體排毒等都有助益。對女性而言，水有助於預防乾燥症狀（如更年期常見的陰道和皮膚乾燥）和腹脹（可能與賀爾蒙變化有關）。整體而言，水能滋潤我們的身體。

表 7-4　維他命 D 含量最高的食物

食物	單位	含量（IU）
蘑菇（維他命 D_2）	煮熟後 3 又 1/2 盎司，約 100 克	2,300
野生鮭魚	煮熟後 3 又 1/2 盎司，約 100 克	1,300
沙丁魚	罐裝 3 又 1/2 盎司，約 100 克	270
鮪魚	罐裝 3 又 1/2 盎司，約 100 克	268
鯡魚 (新鮮或罐裝)	3 又 1/2 盎司，約 100 克	216
麥片	煮熟後 1/2 杯	150
牛奶	1 杯	100
優格	3/4 杯	100
杏仁奶	1 杯	100
硬質乳酪	1 片或 1 盎司，約 30 克	40
蛋黃	1 顆	37

但要注意的是，請避免購買添加風味的瓶裝水，因為這種水通常含有大量糖分和人造添加劑。如果普通的水不夠吸引你，你可以自己添加水果、香草或切片黃瓜，這樣做快速又簡單，也是利用這些食材的好方法。

至於代糖，可以選擇甜菊糖（Stevia）和赤藻糖醇（erythritol），這些是目前已知不會引起胰島素或血糖上升的代糖。Swerve Sweetener 是一個受歡迎的赤藻糖醇混合品牌，有粉糖和顆粒狀兩種形式。

許多女性問我，這些代糖是否可以在斷食期間攝取？就個人而言，在斷食期間我不會攝取任何甜食，但關於它是否會影響斷食，目前仍有爭議。一些科學家認為，這些物質刺激到消化道的甜味受體時，會釋放胰島素，從而削弱斷食的好處。

我說過許多次，在執行加爾維斯敦飲食法時，每天攝取的食物都會對你的健康、體重和壽命有遠大的影響。食物含有多元的營養來源，消化後將會進入細胞中，進一步改善細胞的活動及功能。

你所攝取的食物，就是體內細胞會收到的養分，讓你離長久的健康生活更近一步。

享瘦新人生

最近，我被兩位參與者的康復故事深深感動到，她們分別是邦妮（Bonnie）和唐娜（Donna），兩人都有不少健康問題。

邦妮於二〇一九年開始投入計畫時，患有脂肪肝、糖尿病、膽固醇異常和心顫（一種不規則且劇烈的心律失常，可能導致心臟血栓）。在她進入計畫後發生的變化，可以稱為奇蹟，她說：「我的健康出現了改變，肝臟不再是脂肪肝，膽固醇在正常範圍內，我也不再受糖尿病所苦，這一年來，我都沒有心顫發作。自從開始計畫以來，我已經減掉了十九公斤。」

她的心臟病專科醫生也補充道：「控制健康和飲食，對她的心臟健康帶來正面的影響。」保健醫生也表示：「透過改變飲食，她逃過了一些健康危機。」

至於七十三歲的唐娜，因各種疾病正在服用八種藥物，包括高血壓、高血糖和高膽固醇。在二〇二〇年二月開始參與加爾維斯敦飲食計畫後，她說：「雖然減重不是我最初的目標，但我總共減掉了近十一公斤，腰圍也掉了很多。最令我自豪的是，我的A1C（糖尿病的指標）從七．二降至更正常的五．九。血壓也處於正常範圍，總膽固醇值為一百三十五。現在，我只服用兩種藥物。」

這些故事對於計畫參與者來說是常態，而不是例外。因此，按照飲食計畫攝取特定食物，不僅可以幫助你減重、瘦身，更重要的是，這些食物對你的健康有益，又能起到治癒的效果，將徹底改變你的生活。

第 8 章

四週傳統菜單＋兩週素食菜單

歡迎加入加爾維斯敦飲食計畫！為了讓你開始適應這種全新的飲食方式，本書提供四週傳統菜單和兩週素食菜單，照著菜單吃，你不用再多計算卡路里。這些餐點都包含了健康脂肪、瘦蛋白質和良好的碳水化合物，比例恰到好處，還提供纖維、鎂、Omega-3脂肪酸、維生素D等有益中年健康的重要營養素。

每一餐的分量都能剛好滿足你的飢餓感，而且飽足感會持續下去，不會沒過多久肚子又開始叫。飲食計畫的食譜皆放在第九章。

每日計畫包括每天兩餐和兩份小吃（在你的進食期間內進食）。每日計畫後面還有一個宏量營養比例分析，以便了解自己的營養攝取狀態，追蹤如何達成每天建議攝取的七〇：二〇：一〇比例。記住，透過這個飲食法，你不用計算卡路里，而是專注於宏量營養比例。

每個計畫的後面都附有購物清單，方便你採買這週會用到的食材。這些清單按照飲食計畫編列，但你當然可以根據自己的需求調整，和其他你想加入的食譜融合，如果你必須為全家人煮飯，也可以調配分量。

想好好遵循每週的飲食計畫，擁有一份詳細的購物清單非常重要，特別是在剛開始的時候，**因為還在適應新的飲食方式，清楚知道自己該吃什麼、吃多少、在何時進食、需要哪些食材、怎麼料理，執行起來就會更順利。**

備餐的關鍵在於，要提前烹飪、煮熟基本食材，分成幾批，然後在一週內以不同方式使用。只要多花一點時間，為未來一週做準備，你就能獲得以下回報：第一，是營養均衡的飲食。遵循飲食計畫代表你能掌握這週攝取的營養、成分和分量。這樣做不僅能節省時間，更能避開許多危害身材的危機。

第二，是新陳代謝機能變得更順暢。你不再害怕飢餓，因為營養豐富的點心讓你感到飽足，還能順便抗發炎，並幫你燃燒脂肪；第三，是讓你的消費習慣更加明智，自己準備餐點可以讓你省下不少錢，與其每天花十五美元，買一份撒滿麵包塊、淋上不知名醬汁（通常含有防腐劑和化學物質）的沙拉，這樣做你每週可以省下七十五美元，還能改將這筆錢拿去享受按摩或臉部護理。

為了有效利用飲食計畫，請參考遵循以下備餐建議：

1. **提前計畫**：決定你在這一週要吃的餐點及需要準備的餐數。確認冰箱、冷凍庫和食品儲藏室中的存貨，並注意是否有缺少基本食材。

2. **在去超市之前，先列購物清單**：最好將購物清單帶到店裡，好好確認你需要購買什麼東西。到達超市後，儘量在外圍通道購物，因為通常新鮮食品、水果和蔬菜都放在外圍。同時，也要備齊食品儲藏室的基本食材，如不同口味的橄欖油、各類堅果和種子，以及各種香料和調味料。

此外，別忘了逛逛傳統市場，在那裡可以買到當季的新鮮水果和蔬菜。如果時間緊迫，大多數超市都有「快速清單」(click list，線上購買再到店取貨）或送到府的服務，你可以在家購買食材，省去排隊結帳的時間。

3. **仔細閱讀本週的食譜**：如果你的烹飪技巧有限，可以從較簡單的食譜或與之前熟悉的相似食譜開始做，然後再逐漸嘗試其他不太熟悉的菜餚，一邊學習、一邊探索新的口味組合。如果你不習慣使用戶外燒烤爐，可以先選擇在爐灶上使用鑄鐵鍋或其他烹飪方式，之後再嘗試在戶外烤肉或蔬菜。

4. **確保飲食多樣性**：除了主要蛋白質來源之外，可以添加不同蔬菜、水果和健康脂肪，攝取多種微量營養素。怎麼添加？選擇色彩豐富的食物，就像是在「吃彩虹」一樣。

5. **準備好食物儲存容器**：用玻璃容器儲存食物，從冰箱拿出來就可以直接放進微波爐裡微波，但如果要帶出門，塑膠容器會更實用。至於零食，附拉鍊的塑膠袋非常適合存放小型食品，如堅果和種子。

6. **在不犧牲品質的情況下，提高效率**：在採購時，可以趁冷凍蔬菜打折時多買一些，或是多花一點錢，買已經切好的蔬菜，節省後續料理時間；同理，也可以購買已處理或預先烹調好的瘦肉蛋白質。但要記得閱讀產品標籤，或詢問銷售員，該商品在製作過程中用了哪些成分。

7. 讓料理變成一件快樂的事：料理時，可以聽你喜愛的Podcast、有聲書或音樂，或者在廚房收看你最愛的電視節目。

除了備料之外，你也可以考慮提前準備好餐點並冷藏，在用餐時間重新加熱。一家人要吃晚飯時，直接拿出來加熱就很方便。此外，批量烹飪也是很好的選擇，將一大批食材分成個別分量，冷凍起來備用，舉例來說，如果你正在煮一鍋燉辣椒，可以將一、兩份放在冰箱裡，這一、兩天食用，然後將剩下的分成個別分量，放入儲存容器中，標記日期、冷凍備用。

不然，你也可以分成個別分量，先將食譜準備好，存放在方便攜帶的小分量容器中，從冰箱中取出就可以快速加熱或以冷食享用，是早餐的好選擇。

傳統菜單：第一週

第一天

營養成分：脂肪七〇％，蛋白質二〇％，淨碳水化合物一〇％，纖維二十三克。

- **第一餐：瑪麗．克萊爾的優格杯（第二一二頁）**

點心一：芹菜條搭配杏仁醬（第二五八頁）

- **第二餐：烘肉卷搭配花椰菜泥（第二四九頁）**

點心二：黑巧克力胡桃（第二八五頁）

第二天

營養成分：脂肪七一％，蛋白質二一％，淨碳水化合物八％，纖維二十九克。

- **第一餐：炒蛋（第二一四頁）**

點心一：卡布里小點（第二五九頁）

- **第二餐：烤雞沙拉（第二三六頁）**

點心二：奇亞籽布丁（第二七七頁）

第三天

營養成分：脂肪七〇％，蛋白質二三％，淨碳水化合物七％，纖維二十四克。

- **第一餐：烘肉卷搭配花椰菜泥（同第一天）**

點心一：酪梨脆片（第二六三頁）

- **第二餐：櫛瓜烤鮭魚（第二四一頁）**

點心二：奇亞籽布丁（同第二天）

第四天

營養成分：脂肪七〇%，蛋白質二一%，淨碳水化合物九%，纖維三十一克。

- **第一餐：瑪麗．克萊爾的優格杯（同第一天）**

點心一：簡易酪梨醬（第二六七頁）配彩椒條

- **第二餐：烤雞沙拉（同第二天）**

點心二：覆盆子胡桃（第二八五頁）

第五天

營養成分：脂肪七四%，蛋白質一八%，淨碳水化合物八%，纖維三十二克。

- **第一餐：鮪魚沙拉佐配餐沙拉（第二三三頁）**

點心一：簡易酪梨醬（同第四天）配小胡蘿蔔

- **第二餐：櫛瓜烤鮭魚（同第三天）**

點心二：覆盆子亞麻籽馬芬（第二八一頁）

第六天

營養成分：脂肪七三％，蛋白質一九％，淨碳水化合物八％，纖維二十五克。

- **第一餐：鮪魚沙拉佐配餐沙拉（同第五天）**

點心一：胡蘿蔔芹菜搭配亞麻籽杏仁醬（第二六〇頁）

- **第二餐：雞肉塔可沙拉（第二三九頁）**

點心二：覆盆子亞麻籽馬芬（同第五天）

第七天

營養成分：脂肪六六％，蛋白質一七％，淨碳水化合物一五％，纖維二十五克。

- **第一餐：炒蛋（同第二天）**

點心一：卡布里小點（同第二天）

- **第二餐：烘肉卷搭配花椰菜泥（同第一天）**

點心二：調味莓果胡桃（第二八五頁）

第一週的購物清單

蛋白質

□草飼牛肉絞肉（瘦肉），約 680 克重
□去骨去皮雞胸肉，約 450 克重
□煮熟的去骨雞胸肉，約 225 克重
□鮭魚片，約 1360 克重
□雞蛋，7 顆
□全脂莫札瑞拉起司球，1 包（約 225 克重）
□無糖全脂希臘優格（如 FAGE 等品牌），1 罐（約 450 克重）
□水煮鮪魚罐頭，2 罐（每罐約 55 克重）

蔬菜

□嬰兒胡蘿蔔，小包裝（約 280 克）
□中型胡蘿蔔，2 根
□花椰菜，1 顆
□芹菜，1 根
□櫻桃番茄（cherry tomato），約 40 到 60 顆
□大蒜，1 顆
□白色或黃色洋蔥，1 顆
□紅色洋蔥，1 顆
□蘿蔓萵苣，1 顆
□李子番茄，1 顆
□熟成大番茄，1 到 2 顆
□菠菜，1 袋（約 280 克）
□夏南瓜，1 根
□櫛瓜，1 根
□各式生菜，沾醬用
□雜錦沙拉蔬菜，1 袋

新鮮香草

□羅勒
□香菜
□巴西里

水果

□酪梨，4 顆
□藍莓，約 20 到 30 顆
□檸檬，6 顆
□紅莓，約 20 到 30 顆
□草莓，約 40 到 60 顆

雜項

□無糖椰奶
□研磨帕馬森起司
□濃奶油
□酸奶油
□無糖黑巧克力豆
□罐裝或瓶裝無糖番茄醬

※請留意：此為本週食譜所需要的分量，並非代表市售的分量。

櫥櫃裡隨時都要有的食材清單

採購食材時，你還需要購買要放在儲藏室的食物，這些食品將在這個飲食計畫中反覆出現。請參閱下列清單，並按照每週的購物清單購買新鮮食品和其他特定食品。

你可以根據實際需求來調整分量。

舉例來說，假如你必須為全家人做菜，你就必須增加採購的量。仔細檢查每份食譜需要的食材，並根據這些餐點來建立你的購物清單。

請記住，購物清單只是參考用的指南，告訴你這週需要準備什麼食材，你可以根據自己冰箱目前的狀況來調配。

表 8-1 為你的儲藏室或儲藏櫃可以存放、隨時拿出來使用的食材。

表8-1　儲存櫃中的常備用料

香料、基本調味類		
□杏仁精	□肉豆蔻粉	□黑胡椒粉
□洋蔥粉	□卡宴辣椒	□乾燥牛至（又稱奧勒岡）
□辣椒粉	□紅甜椒粉	□肉桂粉
□南瓜派香料	□孜然粉	□粗片紅辣椒
□咖哩粉	□鹽：粗鹽、海鹽、食鹽	□ Everything Bagel 貝果鹽
□薑黃粉	□香蒜粉	□香草精
□蒜味鹽	□香草莢醬	□義大利式香料
□白胡椒粉	□研磨芥末	

食用油與脂肪類	
□酪梨油	□美乃滋：無添加糖、酪梨油美乃滋、橄欖油美乃滋
□橄欖油	□奶油：有鹽奶油、無鹽奶油
□椰子油	□田園沙拉醬
□酥油	□烤芝麻油

調味品	
□溜醬油（tamari，大豆為主的醬油）或醬油	□是拉差（Sriracha）辣椒醬或其他辣椒醬
□芥末醬	□ Primal Kitchen 烤肉醬（有機無糖）

（接下頁）

堅果及種子類	
□花生	□杏仁：整顆杏仁、杏仁條
□奇亞籽	□無糖椰子脆片
□胡桃	□南瓜籽
□亞麻籽粉	□芝麻：黑芝麻、白芝麻
□核桃	□葵花籽
□綜合堅果	□夏威夷豆：整顆裝、半顆裝

其他雜項	
□無糖杏仁醬	□杏仁粉
□楓糖漿	□甜味劑：甜葉菊、羅漢果（是否包含赤藻糖醇皆可）、Swerve 甜味劑
□蘋果醬	□醋：紅酒醋、米酒醋、巴薩米克醋、蘋果醋
□泡打粉	□無糖花生醬
□可可粉	□ MCT 粉（中鏈脂肪酸油粉）
□椰子粉	□無糖椰奶
□無糖可可粉	□膠原蛋白粉
□蜂蜜	□燕麥粉

第二週

第一天

營養成分：脂肪七二％，蛋白質一六％，淨碳水化合物一二％，纖維二十八克。

- **第一餐：烤番茄濃湯（第二三八頁）**

點心一：全麥芝麻黃瓜片（第二六四頁）

- **第二餐：烤波特菇披薩（第二三七頁）**

點心二：藍莓綜合奶昔（第二八六頁）

第二天

營養成分：脂肪六六％，蛋白質二四％，淨碳水化合物一〇％，纖維二十一克。

- **第一餐：考伯沙拉（第二二四頁）**

點心一：新鮮藍莓

- **第二餐：起司生菜迷你漢堡（第二三八頁）**

點心二：巧克力肉桂蘋果馬芬（第二八二頁）

第三天

營養成分：脂肪七〇％，蛋白質二三％，淨碳水化合物七％，纖維二十四克。

- **第一餐：烤番茄濃湯（同第一天）**

點心一：巧克力肉桂蘋果馬芬（同第二天）

- **第二餐：考伯沙拉（同第二天）**

點心二：熱帶莓果（第二八五頁）

第四天

營養成分：脂肪七〇％，蛋白質一九％，淨碳水化合物一一％，纖維二十一克。

- **第一餐：雞肉和培根生菜包（第二二二頁）**

點心一：香草白腰豆沾醬（第二六八頁），搭配黃瓜片

- **第二餐：起司生菜迷你漢堡（同第二天）**

點心二：巧克力肉桂蘋果馬芬（同第二天）

第五天

營養成分：脂肪六七％，蛋白質二〇％，淨碳水化合物一三％，纖維二十五克。

- **第一餐：烤波特菇披薩（同第一天）**

點心一：巧克力花生醬優格（第二八〇頁）

- **第二餐：雞肉和培根生菜包（同第四天）**

點心二：蘋果和綜合堅果

第六天

營養成分：脂肪六八％，蛋白質一八％，淨碳水化合物一四％，纖維三十四克。

- **第一餐：酪梨吐司（第二一七頁）**

點心一：香草白腰豆沾醬（同第四天），搭配黃瓜片

- **第二餐：芝麻薑汁豬肉佐四季豆（第二三〇頁）**

點心二：椰子核桃奇亞籽布丁（第二七八頁）

第七天

營養成分：脂肪七四％，蛋白質二〇％，淨碳水化合物六％，纖維二十七克。

- **第一餐：芝麻薑汁豬肉佐四季豆（同第六天）**

點心一：起司和核桃（第二六五頁）

- **第二餐：蝦仁烤番茄片（第二四二頁）**

點心二：巧克力花生醬蛋糕（第二八三頁）

第三週

第一天

營養成分：脂肪六九％，蛋白質二〇％，淨碳水化合物一一％，纖維二十五克。

- **第一餐：甜椒鑲火雞花椰菜飯（第二三一頁）**

點心一：醃橄欖、鷹嘴豆搭配百里香和蒔蘿（第二七〇頁）

- **第二餐：蘆筍蝦仁（第二三二頁）**

點心二：夏威夷酪梨（第二六一頁）

第二天

營養成分：脂肪七一％，蛋白質一九％，淨碳水化合物一〇％，纖維二十六克。

- **第一餐：蘆筍蝦仁（同第一天）**

點心一：夏威夷酪梨（同第一天）

第二週的購物清單

蛋白質

- □草飼牛肉絞肉（90%瘦肉），約170克
- □去骨去皮雞胸肉，約170克
- □烤雞胸肉，1～2塊（約340克）
- □雞蛋，1打
- □無骨豬腰肉，1塊（約225克）
- □火雞培根，約450克
- □大蝦仁，約450克
- □無糖全脂希臘優格，1罐（約150克）

蔬菜

- □小黃瓜，2根
- □大蒜，10瓣（幾乎等於1顆蒜頭）
- □新鮮四季豆，約225克重
- □蘑菇頭（又稱為菌蓋），8朵
- □紅色洋蔥，1顆
- □白色或黃色洋蔥，1顆
- □羅馬生菜，1顆
- □櫻桃番茄，約40到60顆
- □葡萄番茄（grape tomato），約40到60顆
- □李子番茄，8顆
- □熟成的圓形番茄，1到2顆
- □菠菜，1袋（約280克重）
- □白腰豆，2罐（約425克重）
- □醃黃瓜，1罐（約500克重）

新鮮香草

- □羅勒
- □小茴香
- □薑
- □巴西里

水果

- □蘋果，1顆
- □酪梨，3顆
- □藍莓，約20到30顆
- □檸檬，2顆
- □紅莓，約20到30顆

雜項（每種小容器／包裝）

- □已磨碎的切達起司，1包（約250克）
- □起司條，小包裝
- □雞湯，1罐（約450克）
- □無糖黑巧克力豆，約30克
- □無糖全脂椰奶，1罐（約425克）
- □奶油乳酪，1包（約100克）
- □已刨好的莫札瑞拉起司，1包（約50克）
- □已刨好的帕馬森起司，1包（約30克）
- □發芽穀物麵包

※請留意：此為本週食譜所需要的分量，並非代表市售的分量。

- **第二餐：藍紋起司胡桃牛排沙拉（第二四六頁）**

點心二：醃橄欖、鷹嘴豆搭配百里香和蒔蘿（同第一天）

第三天

營養成分：脂肪六五％，蛋白質二二％，淨碳水化合物一三％，纖維二十二克。

- **第一餐：甜椒鑲火雞花椰菜飯（同第一天）**

點心一：蘋果脆片（第二六〇頁）

- **第二餐：燒烤牛排佐奶油菠菜和蘑菇（第二五〇頁）**

點心二：蔬菜片佐義大利美乃滋醬（第二七〇頁）

第四天

營養成分：脂肪七〇％，蛋白質二一％，淨碳水化合物九％，纖維二十四克。

- **第一餐：藍紋起司胡桃牛排沙拉（同第二天）**

點心一：醃橄欖、鷹嘴豆搭配百里香和蒔蘿（同第一天）

- **第二餐：甜椒鑲火雞花椰菜飯（同第一天）**

點心二：夏威夷酪梨（同第一天）

第五天

營養成分：脂肪六九％，蛋白質二四％，淨碳水化合物七％，纖維二十五克。

- **第一餐：甜椒鑲火雞花椰菜飯（同第一天）**

點心一：夏威夷酪梨（同第一天）

- **第二餐：青花菜起司烤雞肉（第二四五頁），加兩湯匙研磨亞麻籽**

點心二：堅果莓果碗（第二八五頁）

第六天

營養成分：脂肪六六％，蛋白質二二％，淨碳水化合物一三％，纖維二十七克。

- **第一餐：茅屋起司歐姆蛋（第二一五頁）**

點心一：蔬菜片佐義大利美乃滋醬（同第三天）

- **第二餐：青花菜起司烤雞肉（同第五天），加兩湯匙研磨亞麻籽，搭配配餐沙拉（第二二三頁）**

點心二：綜合莓果奶昔（第二八六頁）

第七天

營養成分：脂肪六八％，蛋白質二〇％，淨碳水化合物一二％，纖維二十五克。

- **第一餐：水煮蛋配包心菜薯餅（第二一六頁）搭配半顆酪梨**

點心一：瑪麗．克萊爾的優格杯（第二一二頁）冰沙版

- **第二餐：混合蔬菜鮪魚沙拉（第二二七頁）**

點心二：黃瓜搭配茅屋起司醬（第二六九頁）

第四週

第一天

營養成分：脂肪六六％，蛋白質二二％，淨碳水化合物一二％，纖維二十五克。

- **第一餐：南瓜煎餅（第二二〇頁）**

點心一：黃瓜、番茄和菲達起司沙拉（第二七一頁）

- **第二餐：火雞肉培根羊奶起司金絲瓜（第二四七頁）**

點心二：火雞美乃滋生菜卷（第二七二頁）

第三週的購物清單

蛋白質

□無骨沙朗牛排，約 350 克
□無骨沙朗迷你牛排，4 片
（每片約 85 克）
□熟雞胸肉，2 塊（約 450 克）
□火雞絞肉（瘦肉），約 680 克
□蝦仁，約 450 克
□雞蛋，2 顆中等大小，2 顆較大
□茅屋起司，1 罐（約 100 克）
□無糖全脂希臘優格，1 罐
（約 150 克）
□水煮鮪魚罐頭，1 罐
（約 55 克）

蔬菜

□蘆筍，約 680 克重
□大型青花菜，1 顆
（約有 4 朵花球）
□已處理的包心菜，1 包
（約 350 克）
□胡蘿蔔，5 根
□花椰菜飯，1 包（約 450 克）
□芹菜，1 或 2 根
□黃瓜，4 根大的、1 根小的
□大蒜，6 瓣
□蘑菇頭（又稱為菌蓋），約 450 克重
□白色或黃色洋蔥，1 顆
□蘿蔔，8 根
□紅色甜椒，4 顆
□菠菜，1 袋（約 280 克）
□嫩菜菠菜，1 袋（約 450 克）
□熟成的圓形番茄，1 顆
□綜合生菜，1 袋（約 280 克）
□鷹嘴豆，1 罐（約 425 克）

新鮮香草

□羅勒
□芫荽
□蒔蘿
□百里香

水果

□小顆蘋果，1 顆
□酪梨，2 顆
□黑莓，約 20 到 30 顆
□藍莓，約 20 到 30 顆
□檸檬，2 到 3 顆
□紅莓，約 20 到 30 顆
□草莓，約 40 到 60 顆

雜項（每種小容器／包裝）

□已刨好的藍紋起司（約 40 克）
□已刨好的切達起司
（約 680 克重）
□已刨好的帕馬森起司
□全脂牛奶，約 550 毫升
□鮮奶油，約 275 毫升
□酸奶油，1 罐（約 230 克）
□橄欖，約 450 克重

※請留意：此為本週食譜所需要的分量，並非代表市售的分量。

第二天

營養成分：脂肪六七%，蛋白質二五%，淨碳水化合物八%，纖維二十八克。

- **第一餐：火雞肉培根羊奶起司金絲瓜（同第一天）**

點心一：惡魔蛋（第二七三頁）

- **第二餐：培根鮭魚漢堡（第二三九頁）**

點心二：酥脆羽衣甘藍片搭配胡桃（第二六六頁）

第三天

營養成分：脂肪六七%，蛋白質二一%，淨碳水化合物一二%，纖維二十七克。

- **第一餐：南瓜煎餅（同第一天）**

點心一：火雞美乃滋生菜卷（同第一天）

- **第二餐：火雞肉培根羊奶起司金絲瓜（同第一天）**

點心二：草莓配奇亞籽奶油（第二八五頁）

第四天

營養成分：脂肪六九%，蛋白質二一%，淨碳水化合物一〇%，纖維二十五克。

- **第一餐：南瓜煎餅（同第一天）**

點心一：起司和核桃（第二六五頁）

- **第二餐：檸檬雞搭配酸豆（第二四四頁）**

點心二：四分之一杯新鮮藍莓

第五天

營養成分：脂肪六七%，蛋白質二〇%，淨碳水化合物一三%，纖維三十克。

- **第一餐：火雞肉培根羊奶起司金絲瓜（同第一天）**

點心一：覆盆子杏仁冰沙（第二八六頁）

- **第二餐：南瓜雞咖哩花椰菜飯（第二三三頁）**

點心二：蔬菜條搭配奶油酪梨醬（第二六八頁）

第六天

營養成分：脂肪六六%，蛋白質二二%，淨碳水化合物一三%，纖維二十七克。

- **第一餐：南瓜雞咖哩花椰菜飯（同第五天）**

點心一：花生醬奶昔（第二八七頁）

- **第二餐：檸檬雞搭配酸豆（同第四天）搭配以一湯匙橄欖油和一湯匙胡麻籽調味的清蒸花椰菜**

點心二：南瓜香料核桃（第二六三頁）

第七天

營養成分：脂肪六九％，蛋白質二〇％，淨碳水化合物一一％，纖維三十一克。

- **第一餐：巧克力草莓冰沙（第二一三頁）**

點心一：十根四季豆搭配奶油酪梨醬（第二六八頁）

- **第二餐：蔬菜蛋沙拉（第二三四頁）**

點心二：火雞卷（第二七五頁）

第四週的購物清單

蛋白質

□無亞硝酸鹽的培根，6 片
□去骨去皮雞胸肉，1 塊（約 100 克）
□煮熟的雞胸肉，約 450 克
□雞蛋，6 顆大顆的
□瘦火雞絞肉，約 450 克
□熟火雞肉片，約 50 克
□火雞培根，12 片
□鮭魚，1 塊（約 225 克）
□無糖全脂希臘優格，1 罐（約 150 克）

蔬菜

□青花菜，1 朵（約 4 杯花球）
□花椰菜飯，1 包
□黃瓜，2 根
□大蒜瓣，2 顆
□四季豆，100 克（約 10 根）
□青椒，1 根
□羽衣甘藍，1 大束
□萵苣，1 顆
□紅洋蔥，1 顆
□紅椒，1 根
□金絲瓜，2 顆
□嫩葉菠菜，1 包（約 4 杯）
□熟成的圓形番茄，2 顆
□櫻桃番茄，約 40 到 60 顆
□南瓜泥，1 罐（約 425 克）

新鮮香草

□細香蔥
□芫荽
□羅勒
□泰國羅勒

水果

□酪梨，3 顆
□檸檬，2 顆
□覆盆子，約 20 到 30 顆
□草莓，約 40 到 60 顆

雜項（每種小容器／包裝）

□起司條，小包裝
□已刨好的切達起司，小包裝
□已刨好的菲達起司，小包裝（約 30 克）
□山羊起司，1 罐（約 100 克）
□瑞士起司，1 塊（約 50 克）
□重奶油，約 275 毫升
□酸奶油，1 罐（約 225 克）
□橄欖，約 225 克

※請留意：此為本週食譜所需要的分量，並非代表市售的分量。

素食菜單：第一週

第一天

營養成分：脂肪六六％，蛋白質一八％，淨碳水化合物一六％，纖維三十三克。

- **第一餐：亞麻籽煎餅（第二一九頁）**

點心一：純素零食棒（第二八三頁）

- **第二餐：花生醬豆腐（第二三五頁）**

點心二：純素優格杯（第二八〇頁）加入兩湯匙無糖椰子片

第二天

營養成分：脂肪七一％，蛋白質一九％，淨碳水化合物一〇％，纖維三十一克。

- **第一餐：花生醬豆腐（同第一天）**

點心一：起司堅果（第二六五頁）

- **第二餐：烤天貝花椰菜飯（第二五三頁）**

點心二：純素零食棒（同第一天）

第三天

營養成分：脂肪六五％，蛋白質二〇％，淨碳水化合物一五％，纖維四十九克。

- **第一餐：亞麻籽煎餅（同第一天）**

點心一：花生醬巧克力奇亞籽布丁（第二七九頁）

- **第二餐：燉蘑菇奶油蒜味花椰菜飯（第二五一頁）**

點心二：純素肉桂捲奶昔（第二八八頁）

第四天

營養成分：脂肪六九％，蛋白質一四％，淨碳水化合物一七％，纖維三十一克。

- **第一餐：燉蘑菇奶油蒜味花椰菜飯（同第三天）**

點心一：亞麻籽煎餅（同第一天）

- **第二餐：花生醬豆腐（同第一天）**

點心二：奇亞籽布丁（第二七七頁）

第五天

營養成分：脂肪六七％，蛋白質一八％，淨碳水化合物一五％，纖維二十八克。

- **第一餐：烤天貝花椰菜飯（同第二天）**

點心一：奇亞籽布丁（同第四天）

- **第二餐：花生醬豆腐（同第一天）**

點心二：巧克力摩卡杏仁搭配起司條（第二七六頁）

第六天

營養成分：脂肪六七%，蛋白質一七%，淨碳水化合物一六%，纖維四十三克。

- **第一餐：亞麻籽煎餅（同第一天）**

點心一：花生醬巧克力奇亞籽布丁（同第三天）

- **第二餐：烤天貝花椰菜飯（同第二天）**

點心二：純素零食棒（同第一天）

第七天

營養成分：脂肪七一%，蛋白質一六%，淨碳水化合物一三%，纖維二十五克。

- **第一餐：烤天貝花椰菜飯（同第二天）**

點心一：純素零食棒（同第一天）

素食菜單：第一週購物清單

蛋白質

☐雞蛋，4 顆
☐天貝，1 包（約 450 克）
☐板豆腐，1 包（約 400 克）
☐全脂希臘優格，1 罐（約 150 克）
☐無糖杏仁奶希臘式優格，1 罐（約 150 克）

蔬菜

☐青花筍，約 340 克
☐花椰菜，1 小顆
☐大蒜瓣，9 粒
☐切碎的羽衣甘藍，1 包（約 450 克重）
☐小蘑菇，2 包（約 280 克重）
☐黃色洋蔥，2 顆

新鮮香草

☐平葉巴西里
☐生薑

水果

☐藍莓，約 20 到 30 顆
☐檸檬，2 顆

雜項（每種小容器／包裝）

☐冷凍藍莓，1 包（280 克）
☐笑牛迷你貝比貝爾（Babybel）乾酪，1 顆
☐柳橙汁，約 100 克重
☐以刨好的帕馬森起司，小包裝
☐香草口味蛋白粉，1 罐（如 KOS 有機植物蛋白粉），約 425 克
☐罐裝或瓶裝蔬菜高湯，1 罐（約 425 克）

※請留意：此為本週食譜所需要的分量，並非代表市售的分量。

- **第三餐：燉蘑菇奶油蒜味花椰菜飯（同第三天）**

點心二：純素優格杯（同第一天）

素食菜單：第二週

第一天

營養成分：脂肪六八％，蛋白質一六％，淨碳水化合物一六％，纖維二十七克。

- **第一餐：早餐沙拉（第二二一頁）**

點心一：梨片和瑞可塔起司（第二七五頁）

- **第二餐：涼拌芝麻青花菜搭配黑豆腐（第二五二頁）**

點心二：一份香草白腰豆沾醬（第二六八頁）搭配半杯甜脆豆、半杯切片蘿蔔、一杯青花菜、一杯花椰菜

第二天

營養成分：脂肪七四％，蛋白質一四％，淨碳水化合物一二％，纖維三十克。

- **第一餐：葡萄番茄和豌豆沙拉佐瑞可塔起司醬（第二二五頁）加一湯匙研磨亞麻籽**

點心一：酪梨蛋（第二七二頁）

- **第二餐：涼拌芝麻青花菜搭配黑豆腐（同第一天）**

點心二：花生奶油摩卡奶昔（第二八七頁）

第三天

營養成分：脂肪六三％，蛋白質二〇％，淨碳水化合物一七％，纖維三十五克。

- **第一餐：涼拌芝麻青花菜搭配黑豆腐（同第一天）**

點心一：一份香草白腰豆泥（同第一天）搭配半杯甜脆豆、半杯切片蘿蔔、一杯青花菜、一杯花椰菜

- **第二餐：辣味毛豆搭配奶油辣椒醬（第二五五頁）**

點心二：杏仁藍莓奶昔（第二八八頁）

第四天

營養成分：脂肪七一％，蛋白質一五％，淨碳水化合物一四％，纖維三十二克。

- **第一餐：早餐沙拉（同第一天）**

點心一：涼拌芝麻青花菜搭配黑豆腐（同第一天）

• **第二餐：辣味毛豆搭配奶油辣椒醬（同第三天）**

點心二：巧克力香蕉冰淇淋（第二八四頁）

第五天

營養成分：脂肪七二%，蛋白質一五%，淨碳水化合物一三%，纖維二十五克。

• **第一餐：辣味毛豆搭配奶油辣椒醬（同第三天）**

點心一：葡萄番茄和豌豆沙拉佐瑞可塔起司醬（同第二天）

• **第二餐：蔬菜起司墨西哥捲搭配無穀物玉米餅（第二五六頁）**

點心二：毛豆泥沙拉（第二七四頁）

第六天

營養成分：脂肪六七%，蛋白質一八%，淨碳水化合物一五%，纖維三十克。

• **第一餐：純素蛋白質沙拉（第二二六頁）**

點心一：酪梨蛋（同第二天）

• **第二餐：辣味毛豆搭配奶油辣椒醬（同第三天）**

點心二：半杯切半的新鮮草莓和一杯無糖希臘式杏仁奶優格

第七天

營養成分：脂肪六五％，蛋白質一七％，淨碳水化合物一九％，纖維三十八克。

- **第一餐：蔬菜起司墨西哥捲搭配無穀物玉米餅（同第五天）**

點心一：毛豆泥沙拉（同第五天）

- **第二餐：純素蛋白質沙拉（同第六天）**

點心二：巧克力香蕉冰淇淋（同第四天）

素食菜單：第二週購物清單

蛋白質
☐蛋，10 顆
☐天貝，1 包（約 450 克）
☐板豆腐，1 包（約 280 克）
☐硬豆腐，1 包（約 350 克）
☐希臘無糖原味優格，1 罐（約 150 克）
☐杏仁奶無糖原味希臘式優格，1 罐（約 150 克）

蔬菜
☐芝麻菜，約 30 克重
☐彩椒，1 個
☐涼拌青花菜，1 袋（約 400 克）
☐涼拌高麗菜，1 袋（約 400 克）
☐大蒜瓣，7 瓣
☐蘿蔓萵苣，1 顆
☐紅洋蔥，1 顆
☐白洋蔥，1 到 2 顆
☐已刨絲的紫高麗菜，小包裝
☐青蔥，6 支
☐菠菜，切碎，1 包（約 280 克）
☐嫩菠菜，1 小包
☐櫻桃番茄，約 40 到 60 顆
☐葡萄番茄，約 40 到 60 顆
☐櫛瓜，1 條
☐各種蔬菜：甜豆、紅蘿蔔、青花菜、花椰菜

新鮮香草
☐芫荽
☐蒔蘿
☐薑
☐薄荷

水果
☐酪梨，4 顆
☐熟透香蕉，2 根
☐藍莓，約 20 到 30 顆
☐檸檬，2 個
☐萊姆，2 個
☐梨子，1 顆
☐草莓，約 40 到 60 顆

雜項（每種小容器／包裝）
☐可可碎片，小包裝（約 3 湯匙）
☐已切丁的切達起司，大包裝
☐白腰豆，1 罐（約 425 克）
☐冷凍毛豆，1 包（約 280 克）
☐瑞斯塔起司，1 罐（約 425 克）
☐無糖番茄醬，1 罐（約 425 克）或瓶裝（約 1.5 杯）
☐蔬菜高湯，1 罐（約 225 克）或袋裝（約 1 杯）

※請留意：此為本週食譜所需要的分量，並非代表市售的分量。

創造自己專屬的飲食計畫

不想完全按照前面的飲食計畫執行？沒問題，你可以輕鬆打造自己的菜單，以下是一些範例：

第一餐

- **午餐沙拉**：如果你習慣在中午吃第一餐，建議吃一份大份混合蔬菜沙拉，搭配品質好的蛋白質，如鮭魚、雞肉或雞蛋；若是素食主義者，則可以在沙拉上加入鷹嘴豆或其他豆類。然後，撒上一些堅果或種子，再加上切片酪梨。在沙拉上淋入檸檬汁，或是將橄欖油或酪梨油和香草混合，作為醬汁使用。這份沙拉可提供午餐所需的七〇％健康脂肪，源自橄欖油、酪梨、堅果和種子。
- **生菜卷**：在生菜中塞入鮪魚、蛋沙拉、鷹嘴豆醬和蔬菜。不然，也可以考慮用番茄代替生菜。第一餐甚至可以是早午餐，搭配炒蛋、無硝酸鹽培根和炒蔬菜。基本上，吃第一餐的主要目標，是攝取足夠營養，包括充足的健康脂肪！
- **飲料**：吃飯時，可以多喝一些水、草本茶或咖啡（但要注意咖啡因，因為咖啡因可能會加重潮熱症狀）。

第二餐

- **蛋白質＋蔬菜＋澱粉：**選擇一種蛋白質、一種非澱粉蔬菜（澱粉蔬菜也可以，如番薯）來均衡這一餐。優質的非澱粉蔬菜包括蘆筍、青花菜、抱子甘藍、花椰菜和花椰菜飯；至於澱粉蔬菜，則可以選擇番薯、西洋南瓜和馬鈴薯。
- **炒菜＋沙拉＋馬鈴薯：**你也可以試試炒雞柳加蔬菜，再搭配花椰菜飯。可以使用品質好的脂肪來增加脂肪含量，像是用酪梨油來炒菜。如果想輕鬆煮，可以選擇約一百克重的瘦牛排（或其他蛋白質）、搭配沙拉（用油醋醬）和一個淋上奶油或酸奶油的小份烤馬鈴薯。
- **素食餐：**用香蒜醬（或橄欖油和香草）炒翠玉瓜麵，然後撒上磨碎的帕馬森起司。

藉由餐點中達到恰到好處的營養平衡，能幫助調節賀爾蒙和新陳代謝。請記住，透過上述飲食計畫，你每天可以享受兩份點心，請盡可能選擇原形、未加工的食物。除了堅果之外，還可以享用起司條、優格、橄欖、醃黃瓜、生菜、水煮蛋、新鮮莓果或無硝酸鹽的牛肉乾，以克制兩餐之間的飢餓感。

也許你有注意到，這些餐點都由大量健康脂肪、適量優質蛋白質、大量非澱粉碳水化合物，和一些澱粉碳水化合物構成。正如前面所述，這些食物在幫助減重、改善炎症、調節新陳代謝、支持賀爾蒙功能和增強整體健康方面，起著至關重要的作用。

另外，你可能也注意到，我並沒有提到卡路里或分量大小。加爾維斯敦飲食法的設計，就是讓人不必擔心、過度在意這些細節。這些經過精心設計的餐點，皆由脂肪、蛋白質和富含纖維的碳水化合物組成，所以你整天都會感受到飽足感，不會有想吃含糖食物或精製碳水化合物的衝動。

進入計畫中段時，你的直覺會告訴你該選擇哪些食材。不過可別忘了，培養追蹤宏量營養素的小習慣，對成功肯定有幫助！

第 9 章

加爾維斯敦快速代謝飲食法食譜

自從把加爾維斯敦飲食法以線上計畫的形式推出之後，我一直與教練、營養師和廚師合作，致力於開發出更多美味、讓人心情愉快，又能保持健康的食譜。

我喜歡自己下廚，也很樂意嘗試各種風味和食材，所以我也提供了一些自創食譜。在撰寫食譜時，除了顧慮到美味程度，我們還有考量到方便性。畢竟，每個人都很忙，我們需要的是不僅好吃、又能夠迅速烹飪的料理。

這些由我們設計的全新食譜，在網路上也找不到，適用於加爾維斯敦飲食法使用者，有包含肉類的料理，也有素食主義者可以好好享用的食譜。

主餐或點心

瑪麗．克萊爾的優格杯

材料：（1人份）

3/4杯全脂希臘優格（如FAGE等品牌）、1/4杯切片的新鮮草莓、1/4杯新鮮藍莓、1/4杯切碎的核桃、1湯匙奇亞籽、1湯匙亞麻籽粉、1湯匙大麻籽（可用芝麻代替）、1湯匙無糖椰子片、適量冰塊和水（製作冰沙時使用）。

作法：

❶ 優格杯版本：將所有材料放入碗中，拌勻即可食用。

❷ 冰沙版本：將除了水以外的所有材料放入攪拌機中，混合至順滑，必要時添加少量水，以達到偏好的濃稠度。

點心

巧克力草莓冰沙

材料：（1人份）

1匙蛋白質粉、1杯切碎的新鮮羽衣甘藍、1/2杯切片的新鮮草莓、1湯匙亞麻籽粉、1湯匙無糖杏仁醬、1湯匙無糖可可粉、1/2杯椰奶、2湯匙奇亞籽、冰塊（非必要）。

作法：

❶ 將所有材料放入攪拌機中，混合至順滑。請留意：根據所使用的蛋白質粉，此食譜可調整為蛋奶素或純素版本。

主餐

炒蛋

材料：（1人份）

2顆雞蛋、鹽和黑胡椒、1湯匙奶油、1杯新鮮菠菜葉、1/2杯切碎的新鮮番茄、1杯新鮮覆盆子。

作法：

1. 將雞蛋打進中型碗之中，蛋液中加入少許鹽和胡椒，攪拌均勻。
2. 在中型平底鍋中用小火融化奶油。
3. 倒入蛋液，煎至蛋液邊緣變固態。輕輕將其折疊，再煎半分鐘，用鍋鏟翻炒蛋約一分鐘。
4. 加入菠菜和番茄，攪拌均勻。繼續翻炒蛋，直到凝固，蛋表面會看起來有點滑順。
5. 也可搭配一小碗新鮮覆盆子一起享用。

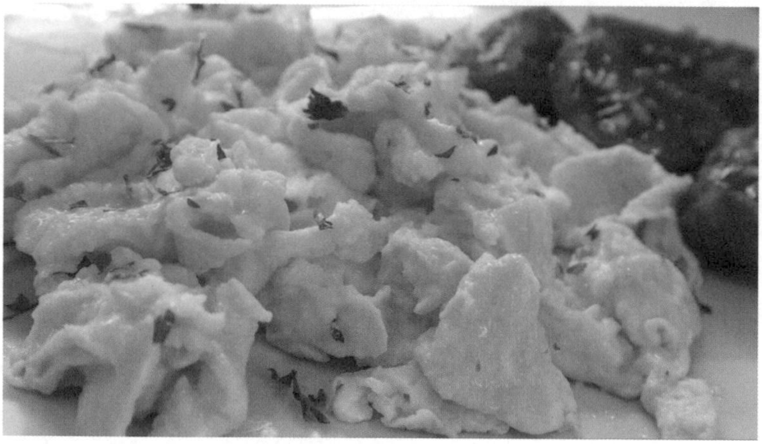

主餐

茅屋起司歐姆蛋

材料：（1人份）

2顆雞蛋、1湯匙牛奶、鹽和黑胡椒、1湯匙橄欖油、1/2杯菠菜、3湯匙全脂茅屋起司。

作法：

❶ 在碗中打入雞蛋並倒入牛奶，並加入鹽、胡椒調味，攪拌三十秒。

❷ 將橄欖油倒入平底鍋，中火熱鍋。油熱之後，倒入蛋液，煎一至兩分鐘，炒到約八分熟，表面看起來凝固。

❸ 將歐姆蛋翻面，把菠菜和起司放在歐姆蛋的一半上。再煎一至兩分鐘，然後將歐姆蛋對折，即可享用。

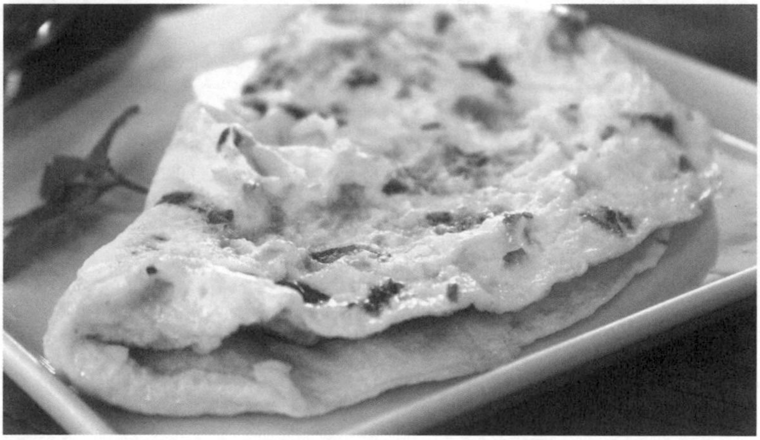

主餐

水煮蛋配包心菜薯餅

材料：（1人份）

1茶匙橄欖油、2杯切絲的高麗菜，切絲、1/2杯切片洋蔥、2顆雞蛋、鹽和黑胡椒、少許煙燻紅椒粉。

作法：

❶將橄欖油倒入中型平底鍋中，中火加熱。油熱後，加入高麗菜絲和洋蔥，翻炒八至十分鐘至輕微變色。高麗菜絲會縮水，只需要不斷攪拌即可。

❷將炒熟的青花菜和洋蔥移到碟子上，用盤子蓋住保溫，接下來要煮水煮蛋。

❸用一個寬的中鍋，倒入水，中小火加熱至微滾。當水微滾時，將每顆蛋打入水中。大約一分鐘後，用漏杓將蛋翻面，再繼續煮三至四分鐘，或直到蛋白凝固。

❹用漏杓將蛋放到碟子中的高麗菜絲和洋蔥上，用鹽和胡椒簡單調味即可，也可以使用煙燻紅椒粉。

主餐

酪梨吐司

材料：（1人份）

1湯匙橄欖油、2顆雞蛋、2片發芽穀物麵包（如生命之糧〔Food For Life〕等品牌）、1顆酪梨、鹽和黑胡椒、紅辣椒片（非必要）。

作法：

1. 將橄欖油加熱至中高火，直至油熱。倒入蛋液，根據喜好，煎或炒約三分鐘。
2. 同時，將麵包烤至需要的脆度。
3. 將烤好的麵包放在碟子上。放上酪梨片，再放上用鹽和胡椒簡單調味過的蛋。如果需要，也可以撒上紅辣椒片調味。

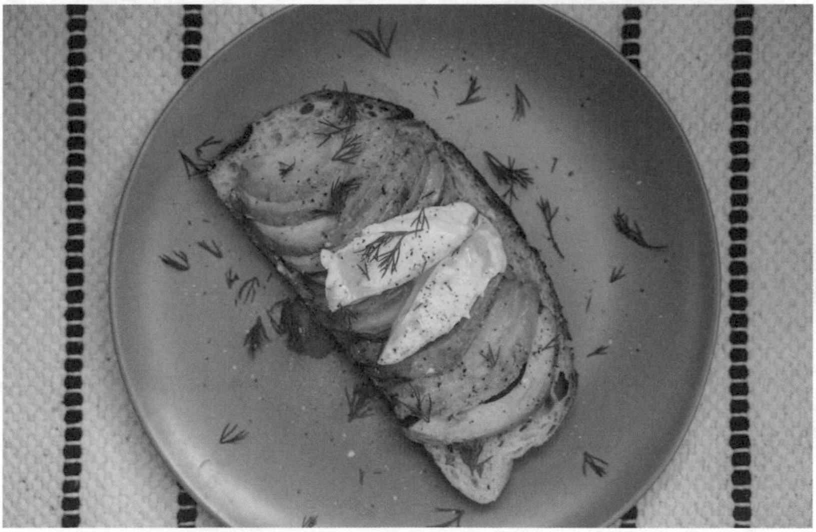

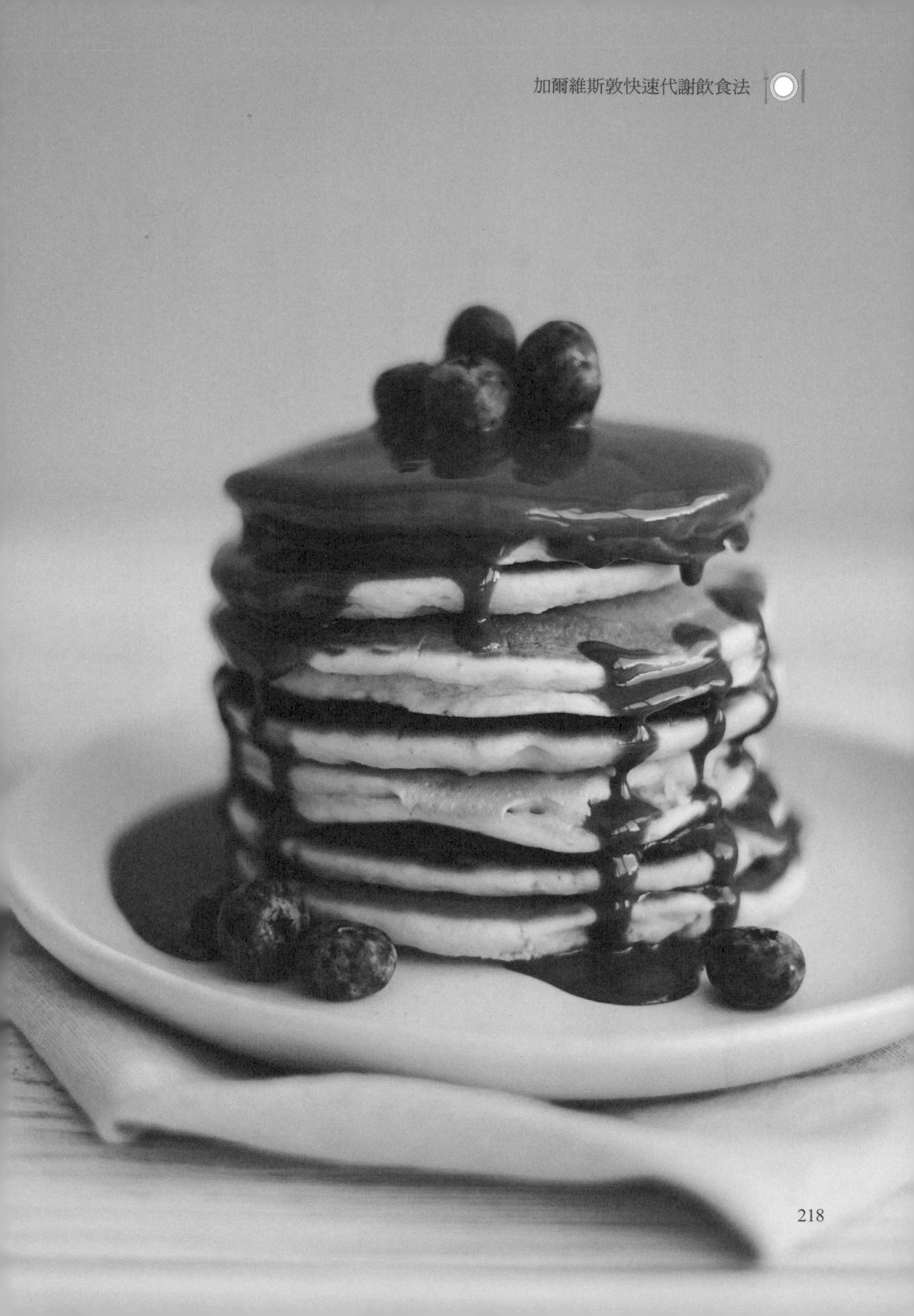

主餐

亞麻籽煎餅

材料：（4人份）

1杯研磨亞麻籽、4顆輕輕打散的雞蛋、1/3杯無糖杏仁奶或其他奶類、2茶匙新鮮檸檬汁、1茶匙小蘇打粉、1茶匙香草精、1茶匙肉桂粉、1/8茶匙鹽、1/2湯匙椰子油、4湯匙無糖杏仁醬、2杯冷凍藍莓。

作法：

1. 在一個大碗中，將亞麻籽、雞蛋、杏仁奶、檸檬汁、小蘇打粉、香草、肉桂和鹽混合在一起。如果混合物太濃稠，可加入更多杏仁奶或水，以達到剛好的濃稠度。
2. 在中火下加熱大平底鍋，倒入椰子油，當油融化且變熱時，每次倒入約1/4杯的麵糊，可以製作二至三片煎餅，並用湯匙輕輕展開。讓一面煎二至三分鐘，或直到邊緣開始變硬且出現氣泡，再翻面煎二至三分鐘。在煎其他的煎餅時，將完成的煎餅用盤子蓋著保溫。
3. 同時，將杏仁醬放到微波爐加熱至溶化。把冷凍藍莓放入碗中微波退冰，直到變得常溫且多汁。將煎餅放在碟子上，淋上融化的杏仁醬，灑上藍莓。

主餐

南瓜煎餅

材料：（3人份）

2湯匙研磨亞麻籽、3/4杯杏仁粉、1湯匙椰子粉、1茶匙甜菊糖、1/2茶匙泡打粉、1/2茶匙南瓜派香料、1/2杯罐裝南瓜泥、2顆輕輕打散的雞蛋、1湯匙酪梨油、6湯匙無糖杏仁醬、3湯匙南瓜籽。

作法：

❶ 在一個大碗中，將亞麻籽、所有粉類（杏仁粉、椰子粉、泡打粉）、甜菊糖、南瓜派香料混和在一起。加入南瓜泥和蛋液，充分拌勻。

❷ 用中火加熱大平底鍋或烤盤，當鍋子／烤盤微微冒煙、溫度夠高時，加入1/2湯匙的酪梨油，將其均勻分布在鍋內，然後加入二至三大勺的麵糊。麵糊會慢慢散開，形成直徑七．五到十公分的煎餅。

❸ 一面煎約三分鐘，然後翻面，另一面再煎二至三分鐘。在輕微變色時，將其轉移到碟子上，並用蓋子保溫。在鍋中加入剩餘的1/2湯匙酪梨油，再次倒入麵糊，重複第一批的烹飪方式。將煎餅放到碟子上，撒上杏仁醬和南瓜籽，即可食用。

主餐

早餐沙拉

材料：（2人份）

3湯匙酪梨油美乃滋、1粒壓碎的大蒜、2茶匙新鮮檸檬汁、4杯蘿蔓萵苣葉，撕碎、1杯切半的櫻桃番茄、1顆酪梨、1/4顆切片的洋蔥、鹽和黑胡椒、1/2杯南瓜籽、4顆煮熟、去殼、切成四等分的雞蛋。

作法：

1. 在一個小碗中，將美乃滋、大蒜和檸檬汁混合攪拌，製作沙拉醬。
2. 在兩個碟子上排列蘿蔓萵苣，將部分櫻桃番茄、酪梨和洋蔥分散放入碟子中。依個人口味加入鹽和黑胡椒調味。放上南瓜籽和蛋，淋上醬汁後即可食用。

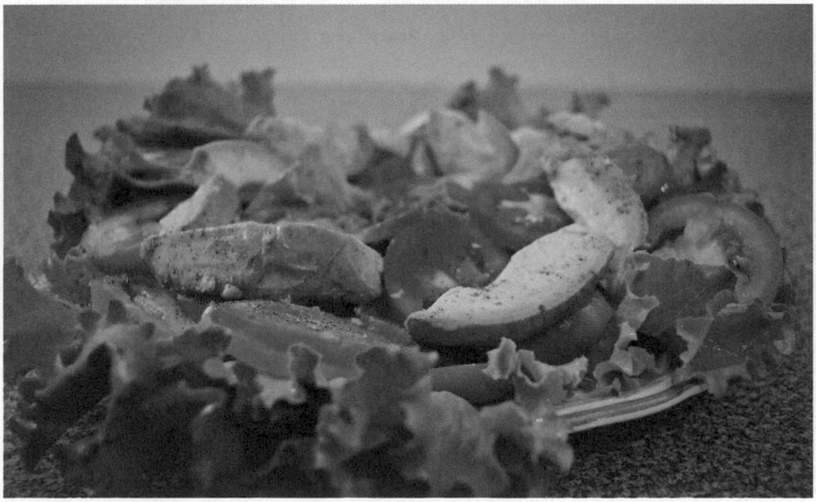

主餐

雞肉和培根生菜包

材料：（2人份）

2張大生菜葉（奶油萵苣或蘿蔓萵苣）、1顆酪梨、1杯切碎的烤雞胸肉（約170克）、1/2杯切碎的新鮮番茄、2片火雞培根、4湯匙田園沙拉醬（可以自製或購買現成的，如Primal Kitchen等品牌）、1/8茶匙黑胡椒、1/4杯磨碎的切達起司（約30克）。

作法：

1. 在砧板上鋪放生菜葉並稍微壓平。在每片葉子上加入一些許酪梨切片，然後加入雞肉、番茄和火雞培根。淋上沙拉醬，用黑胡椒調味，然後撒上起司。
2. 將葉子的兩側折疊起來，即可立即享用。

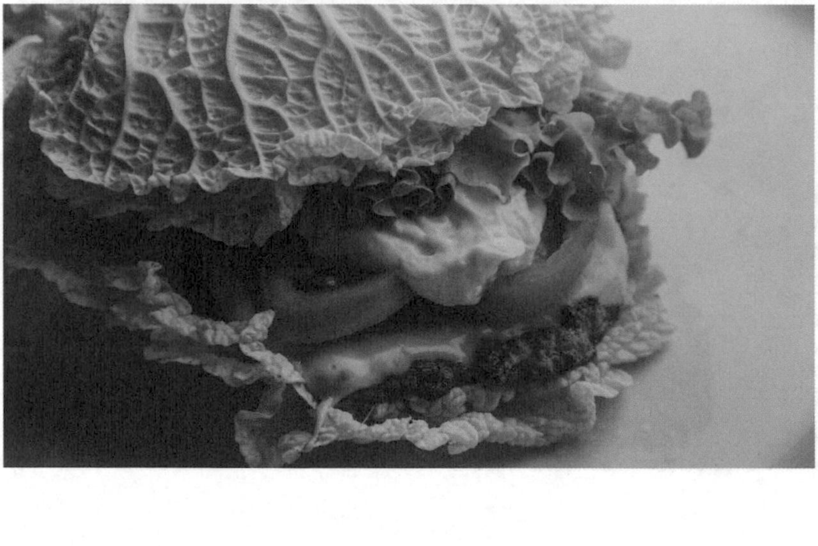

主餐

鮪魚沙拉佐配餐沙拉

材料：（1人份）

- 鮪魚沙拉：1罐（約50克重）鮪魚，油瀝乾、1湯匙切碎的紅洋蔥、2湯匙酪梨油美乃滋、2湯匙切碎的胡桃。
- 配餐沙拉：1杯混合生菜葉、1/2杯切碎的熟番茄、1顆胡蘿蔔、1條切碎的芹菜莖、1湯匙橄欖油、1顆檸檬。

作法：

1. 製作鮪魚沙拉：將罐頭中的鮪魚倒入中碗，加入洋蔥、美乃滋和胡桃。攪拌均勻。
2. 製作配餐沙拉：將生菜葉、番茄、胡蘿蔔和芹菜放入中號沙拉碗中。淋上橄欖油和檸檬汁，輕輕攪拌。
3. 組合沙拉：將鮪魚沙拉放在生菜上，即可食用。

主餐 考伯沙拉

材料：（4人份）

8杯切碎的蘿蔓萵苣、2杯切碎的烤雞胸肉（約340克重）、12片火雞培根、2顆酪梨、8顆水煮蛋、1又1/2杯切半的櫻桃番茄、1/2杯田園沙拉醬（可自製或買現成的）、4湯匙葵花籽。

作法：

1. 在一個大碗中，將生菜與雞肉、火雞培根、酪梨、蛋液和番茄混合。淋上醬汁，然後充分攪拌。撒上葵花籽即可食用。

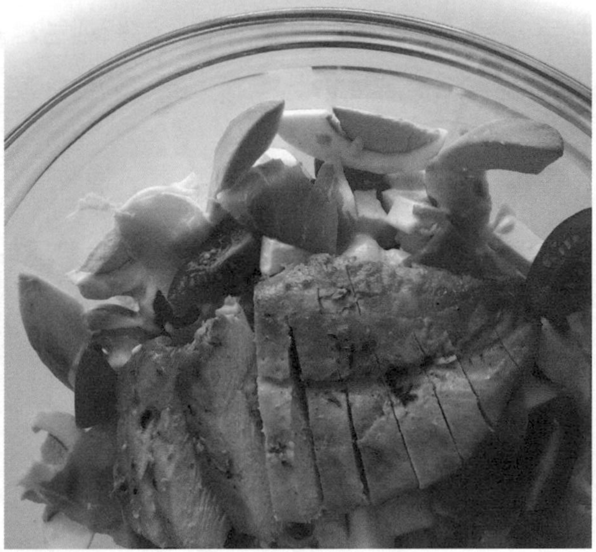

主餐和點心

葡萄番茄和豌豆沙拉佐瑞可塔起司醬

材料：（1人份）

- 沙拉：1杯全脂瑞可塔起司、1湯匙橄欖油、1/2茶匙鹽、1杯嫩芝麻菜、1杯小菠菜、1/2杯去莖並切半的甜脆豌豆、1/2杯切半的葡萄番茄。
- 醬汁：2湯匙白巴薩米克醋、1杯切碎的新鮮羅勒、2湯匙橄欖油、少許紅辣椒片、鹽和黑胡椒。

作法：

❶ 製作沙拉：將瑞可塔起司、橄欖油和鹽放入食品調理機中，混和至乳狀。將調理好的沙拉醬倒入一個碟子上。

❷ 在一個大碗中，拌勻芝麻菜、菠菜、豌豆和葡萄番茄。

❸ 製作醬汁：將所有醬汁的成分放入攪拌機或食品調理機中，攪拌至乳化。

❹ 組合：將醬汁倒在芝麻葉跟菠菜上，充分拌勻，然後將瑞可塔起司鋪在沙拉上，即可享用。

主餐

純素蛋白質沙拉

材料：（2人份）

- 醃漬天貝：2湯匙巴薩米克醋、1湯匙溜醬油或醬油、1湯匙純楓糖漿、1/2茶匙大蒜粉、少許鹽和黑胡椒、1/2塊切成小塊的天貝（約100克）。
- 烤豆腐：1/2塊切成小塊的硬質豆腐（約150克）、1/2茶匙大蒜粉、1湯匙溜醬油或醬油、少許鹽和黑胡椒。
- 沙拉：1顆切碎並蒸熟的花椰菜、2杯切碎的新鮮芝麻菜、1杯切丁的黃瓜、1顆酪梨、4湯匙大麻籽、1湯匙芝麻醬、1湯匙橄欖油、新鮮檸檬汁。

作法：

❶ 料理天貝：在一個淺盤中混合巴薩米克醋、溜醬油、楓糖漿、大蒜粉、鹽和胡椒。加入天貝，浸泡至少兩小時，最長可泡隔夜。

❷ 準備好後，將烤箱預熱至攝氏兩百度。將一個小烤盤噴上烹飪噴霧油油，或在上面鋪上矽膠烘焙墊。

❸ 將醃漬好的天貝塊轉移到烤盤中，烤二十分鐘。如有需要，可以用剩餘的醃汁稍微

拌勻天貝塊。

❹製作豆腐：將豆腐塊與大蒜粉、溜醬油、鹽和胡椒一同拌勻，然後在攝氏兩百度烤三十分鐘，直至輕微變色（如果需要，可與烤天貝一同烘烤）。

❺組合沙拉：將花椰菜、芝麻菜、黃瓜和酪梨放入一個大沙拉碗中。加入烤好的天貝和豆腐塊，拌勻。撒上大麻籽。淋上芝麻醬和橄欖油，然後再拌一次，確保所有食材都均勻裹上醬汁。最後，擠上新鮮檸檬汁提味。

主餐

混合蔬菜鮪魚沙拉

材料：（1人份）

2杯撕碎的混合沙拉蔬菜、1罐瀝乾的鮪魚罐頭（約85克）、1湯匙切碎的洋蔥、2湯匙橄欖油美乃滋或酪梨油美乃滋、2湯匙切碎的核桃。

作法：

❶將沙拉蔬菜放入中等大小的沙拉碗中。

❷在小碗中將鮪魚、洋蔥和美乃滋混合，然後舀到沙拉葉上，灑上核桃。

主餐

烤番茄濃湯

材料：（4人份）

4湯匙橄欖油、8顆李子番茄、4瓣大蒜切成蒜末、1罐白腰豆（約425克）、2杯雞湯、鹽和黑胡椒、1杯鮮奶油、切絲的新鮮羅勒（非必要）。

作法：

1. 將烤箱預熱至攝氏兩百度，在烤盤上輕輕塗抹橄欖油。
2. 將番茄切半，放在烤盤上，撒上蒜末。烤二十至二十五分鐘，直到番茄變軟。
3. 將番茄和大蒜放入攪拌機中，加入白腰豆，打至光滑的泥狀。
4. 將打好的番茄泥倒入一個中等鍋中，以中火加熱。加入雞湯加熱後用鹽和胡椒依偏好調味。

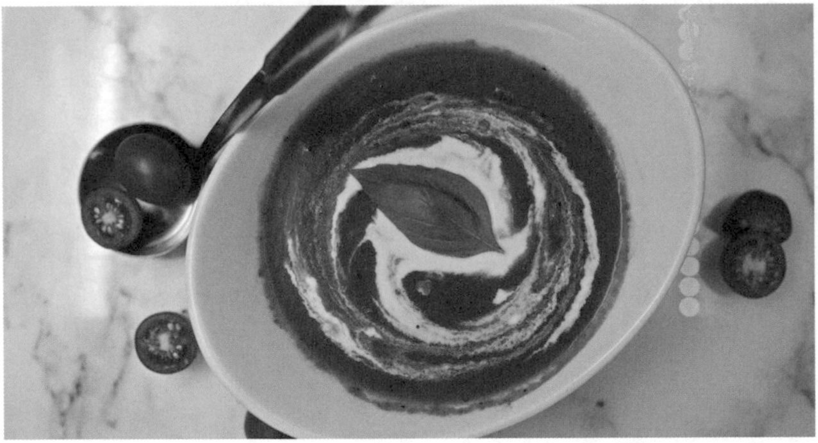

5. 一邊攪拌，一邊加入鮮奶油，然後將湯舀入碗中，灑上羅勒後上桌。

主餐

雞肉塔可沙拉

材料：（1人份）

3/4杯切碎的熟雞胸肉、少許辣椒粉、孜然粉、牛至等香料、1/2茶匙大蒜鹽、2湯匙簡易酪梨醬（第267頁）、2湯匙酸奶油、2湯匙莎莎醬、1/2杯罐裝黑豆，沖洗並瀝乾、2杯混合的撕碎沙拉生菜。

作法：

1. 將雞肉放入一個大碗中，用香料和大蒜鹽調味。加入酪梨醬、酸奶油、莎莎醬和黑豆，充分拌勻。將沙拉生菜放在餐盤上，上面放上雞肉／豆子混合物，即可上桌。

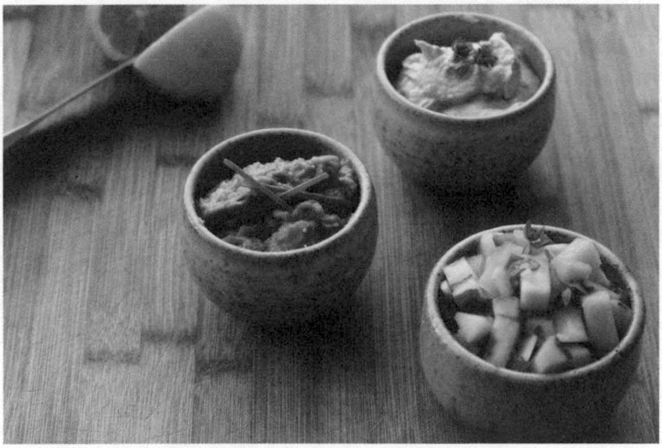

主餐

芝麻薑汁豬肉佐四季豆

材料：（4人份）

1/4杯芝麻、烹飪噴霧油、無骨豬腰肉（約225克），切成一．二公分寬的條狀、鹽和黑胡椒、2湯匙椰子油、4瓣大蒜切成蒜末、2茶匙磨碎的新鮮薑、2杯修剪過的新鮮四季豆、2茶匙溜醬油、1湯匙烤芝麻油。

作法：

1. 將芝麻放入小煎鍋中，中火烤至香氣四溢並稍微變色。
2. 在中型平底鍋中輕輕噴幾下烹飪噴霧油，然後將豬肉條放入，煎六至八分鐘，直到變淺棕色（或達到攝氏六十度）。用鹽和胡椒調味豬肉後，盛到一個盤子上。
3. 在平底鍋中加入椰子油，加熱四十五秒。將大蒜、薑和四季豆加入鍋中，料理六至八分鐘，直到四季豆變軟。
4. 將豬肉條放回平底鍋中，淋上醬油。將四季豆和豬肉拌勻。
6. 放到盤子上，撒上烤芝麻、淋上烤芝麻油。

主餐

甜椒鑲火雞花椰菜飯

材料：（4人份）

烹飪噴霧油、4湯匙椰子油、火雞絞肉（瘦肉，約350克）、1杯花椰菜米、2瓣大蒜切成蒜末、孜然粉、紅椒粉、黑胡椒、切碎的新鮮芫荽、2顆去籽、切半的紅彩椒、2杯切達起司絲（約225克）。

作法：

❶將烤箱預熱至攝氏一百五十度。用烹飪噴霧油輕輕塗抹中等大小的烤盤。

❷在一個中型平底鍋中加入椰子油，中火加熱。當油融化、變溫時，加入雞肉，煎五至八分鐘，讓雞肉從粉紅色轉為白色。

❸將雞肉轉移到一個大碗中，加入花椰菜米和大蒜。用孜然粉、紅椒粉、黑胡椒和芫荽根據口味調味。充分混合。

❹在烤盤上排列彩椒。將雞肉混合物塞入彩椒中，用力塞緊，然後在填滿的彩椒上灑上起司。

❺將填滿的彩椒放入烤盤中，烤十分鐘，或直到頂部的起司變成金黃色。

主餐 蘆筍蝦仁

材料：（4人份）

2湯匙奶油、2湯匙橄欖油、蝦仁去殼並去腸泥（約450克）、切片的新鮮蘆筍（約450克）、1湯匙蒜末、鹽和黑胡椒、少許煙燻紅椒粉（非必要）、半顆新鮮檸檬，刨皮並榨汁、1/4杯磨碎的帕馬森起司（約50克）、2湯匙亞麻籽粉。

作法：

1. 在中型平底鍋中，中火融化奶油並加入橄欖油。油熱後，加入蝦仁和蘆筍，輕輕翻炒三至四分鐘。
2. 加入大蒜，拌勻，然後用鹽和胡椒調味。撒上煙燻紅椒粉，加入檸檬皮屑和

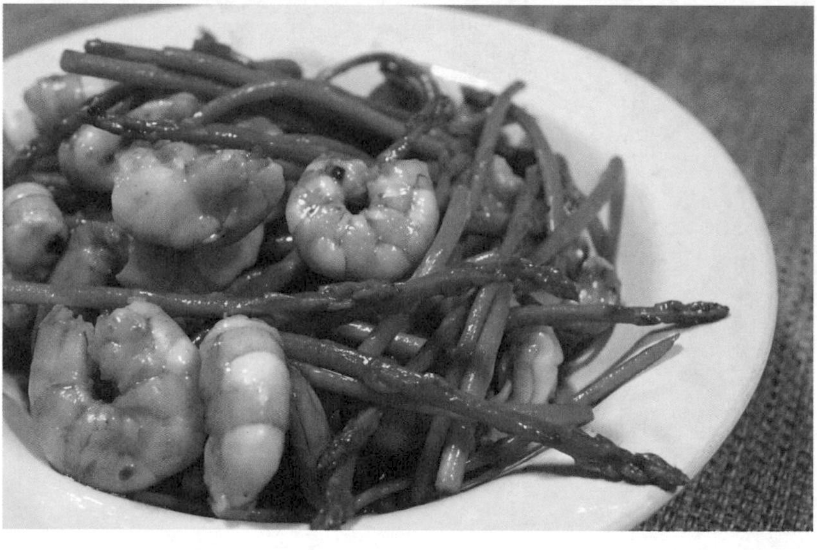

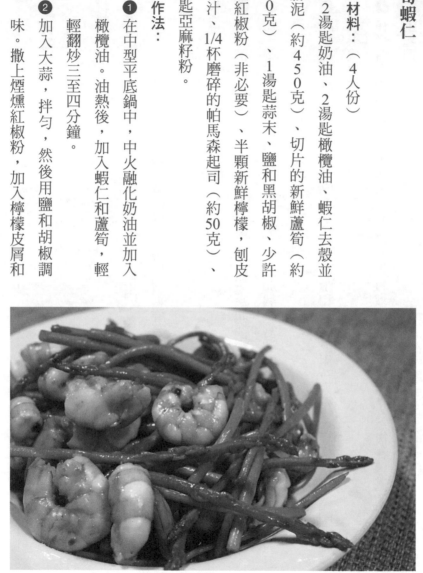

檸檬汁。加熱並攪拌，煮至蝦仁變成整體粉紅色、蘆筍變軟。

❸ 在一個小碗中混合起司和亞麻籽。

❹ 準備上菜時，將亞麻籽起司撒在蝦仁和蘆筍上，攪拌均勻，然後上菜。

主餐

南瓜雞咖哩花椰菜飯

材料：（2人份）

2湯匙椰子油、1塊切丁的去皮去骨雞胸肉或雞腿肉（約100克）、1/2杯切碎的紅甜椒、2/3杯罐裝南瓜泥、咖哩粉、其他香料、1杯無糖椰奶、切碎的泰國羅勒、1杯花椰菜飯。

作法：

❶ 在中型平底鍋中以中火加熱椰子油，直至融化並變熱。

❷ 加入雞肉，翻炒三至四分鐘，不斷翻攪，直到接近熟透。

❸ 加入紅椒、南瓜泥、咖哩粉和香料。充分攪拌，將調味料均勻覆蓋在食材上。

❹ 加入椰奶，轉至中大火，煮沸後以小火慢燉十分鐘。

5. 根據口味再加入更多香料，然後將咖哩倒到碗中，用泰國羅勒裝飾。搭配花椰菜飯上桌。

主餐 蔬菜蛋沙拉

材料：（1人份）

2顆剝殼、切成四等份的水煮蛋、2湯匙橄欖油美乃滋或酪梨油美乃滋、1茶匙香辣棕色芥末、1湯匙蘋果醋、1/4杯橄欖、1根小黃瓜、1湯匙紅洋蔥、1根芹菜、1根胡蘿蔔、2片奶油萵苣或其他類型的生菜葉。

作法：

1. 在一個碗中，將水煮蛋與美乃滋、芥末和蘋果醋一起壓碎並充分攪拌。加入橄欖。
2. 在另一個碗中，混和切碎的黃瓜和切丁的洋蔥、芹菜和胡蘿蔔。

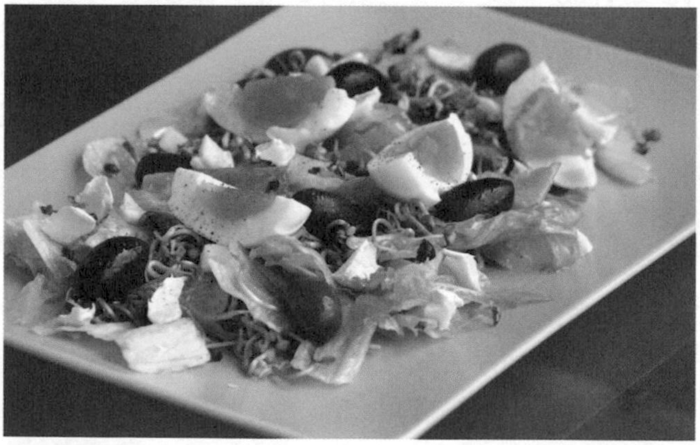

❸將生菜葉排在盤子上，舀入黃瓜混合物，並在頂部放上蛋沙拉。

主餐

花生醬豆腐

材料：（4人份）

1塊方型板豆腐（約400克）、1/4杯無糖花生醬、2湯匙溜醬油、2湯匙水、3湯匙磨碎的薑黃、1茶匙烤芝麻油、1/2茶匙紅辣椒片、1湯匙磨碎的薑、2又1/4杯青花筍、1湯匙椰子油。

作法：

❶在兩張紙巾和兩個盤子之間夾住豆腐。在上面的盤子上放置像罐頭一樣的重物，並將豆腐壓住至少三十分鐘。然後將豆腐切成一．二公分的方塊；最後大約會獲得1又1/2杯。

❷將花生醬、溜醬油和水混合。加入薑黃、芝麻油、紅辣椒片和薑。

❸將青花筍蒸熟或燙熟，直到變軟，約五分鐘。並保溫。

❹在大平底鍋中，中火加熱椰子油，融化後，加入豆腐，烹飪十至十五分鐘，偶爾翻

轉，直至變輕微金黃色。

❺ 拌入醬汁中，混合均勻。轉移到碗中，搭配溫熱的青花筍一起上桌（請留意：這道菜也可以搭配花椰菜飯）。

主餐

烤雞沙拉

材料：（4人份）

4杯水、1/4杯粗鹽、2塊去骨去皮雞胸肉（約450克），切成4片、3湯匙橄欖油、1又1/2茶匙紅椒粉、1顆蘿蔓萵苣、1顆檸檬。

作法：

❶ 在大碗中將水和鹽混合，攪拌以溶解鹽。將雞肉放入碗中，冷藏三十分鐘。鹽水浸泡為雞肉增添水分。

❷ 如果使用室外燒烤爐，將爐子的一側預熱至高溫，另一側預熱至中溫。或是在瓦斯爐上放置一個烤盤，開中大火。

❸ 將雞肉擦乾。放入中型碗中，加入橄欖油和紅椒粉，然後攪拌均勻以覆蓋雞胸肉。

❹在燒烤架上刷上少許橄欖油，然後將雞肉放在熱的那一側（如使用烤盤，可直接放上去）。燒烤時，不要不斷翻動，等到雞肉片出現烤痕再翻面。翻面後，移至爐子的較涼側（如使用烤盤，降至中火），繼續燒烤，直到最厚處插入時，溫度達到攝氏六十八度。

❺將雞肉轉移到碟子上，用錫紙蓋住，靜置約十分鐘。

❻在盤子上排列蘿蔓萵苣，將雞肉放在生菜上，淋上檸檬汁。

主餐　烤波特菇披薩

材料：（2人份）

2湯匙橄欖油、1/2顆紅洋蔥、4個大型波特菇，菌蓋保持完整，莖切碎、1/2杯切半的葡萄番茄、鹽和黑胡椒、1/2杯莫札瑞拉起司絲（約50克）、1/4杯帕馬森起司絲（約30克）、1/4杯新鮮羅勒葉，切絲。

作法：

❶在中型平底鍋中，中火加熱橄欖油。加入紅洋蔥，翻炒三至四分鐘，直到稍微變

軟，然後加入蘑菇莖和葡萄番茄，降至中小火，慢煮五分鐘，直到番茄變成醬狀。可根據口味用鹽和胡椒調味，最後將混合物轉移到小碗中。

❷ 將菌蓋放入平底鍋中，正反兩面中火料理三至四分鐘。

❸ 在菌蓋上塗抹番茄混合物，然後灑上起司。轉至中小火，蓋上鍋蓋，燉煮約五分鐘，直到起司融化。

❹ 將波特菇披薩放到盤子內，放上羅勒。

主餐

起司生菜迷你漢堡

材料：（2人份）

草飼牛肉絞肉（90％瘦肉，約170克）、鹽和黑胡椒、1湯匙橄欖油、4片蘿蔓萵苣或奶油萵苣、2片切達起司、2湯匙橄欖油美乃滋、2片熟成番茄、1顆酪梨、2片小洋蔥片、2片醃黃瓜片。

作法：

❶ 將牛肉捏成四塊相同大小的肉餅，用一些鹽和胡椒調味。

❷ 在中型平底鍋中加入橄欖油，中火加熱。油熱後，加入肉餅，一面煎四至五分鐘，然後翻面，繼續料理四分鐘，或直到熟度達到七分熟。

❸ 在盤子上排列兩片生菜，然後放上肉餅，再加入起司、美乃滋、番茄、酪梨、洋蔥和醃黃瓜。將剩餘的生菜葉當成漢堡麵包。

主餐

培根鮭魚漢堡

材料：（4人份）

16片縱向切成兩條的火雞培根、1塊料理後去皮並冷卻的鮭魚片（約225克）、2至3湯匙美乃滋、鹽和黑胡椒、2湯匙橄欖油、2顆酪梨、4湯匙亞麻籽粉、半顆檸檬的榨汁、3湯匙切碎的細香蔥、4片蘿蔓萵苣或其他生菜葉、2顆切成4等分的熟成大番茄。

作法：

❶ 將烤箱預熱至攝氏兩百度。用鋁箔紙包烤盤，再將烤架放在烤盤上。

❷ 製作四個培根編織片。在工作桌面鋪上羊皮紙或蠟紙，在羊皮紙上直放三片培根

片，將中間的培根片向後折2/3；在折疊處橫放第四片培根。再將兩側的培根條向後折一半，接著，在新的折疊處橫放第五片培根，並將側邊的培根條折回，然後將中間的培根片再折回1/3。最後，橫放第六片培根於折疊處，並將第六片培根片壓在最下方的培根片之下。用擀麵棍或平底鍋的底部將培根編織物壓平，然後移到放在烤盤上的烤架上。重複以上步驟，製作剩下三片培根編織片。

3. 烤至培根變脆，約二十五分鐘。將培根編織片瀝乾，放在鋪有紙巾的盤子上，蓋住保溫。
4. 製作鮭魚漢堡：在中型碗中搗碎鮭魚，根據需要加入美乃滋，再分成四個肉餅，用鹽和胡椒調味。
5. 在中型平底鍋中，中高火加熱橄欖油。油熱後，加入鮭魚肉餅，煎約八分鐘再翻面，直到兩面都變成微微的金黃色，便可以先保溫。
6. 在中型碗中，攪拌酪梨、亞麻籽、檸檬汁和香蔥。
7. 把四片培根編織片分別放在四個盤子上，塗抹一些調味酪梨醬。擺上鮭魚漢堡、生菜葉和番茄片。

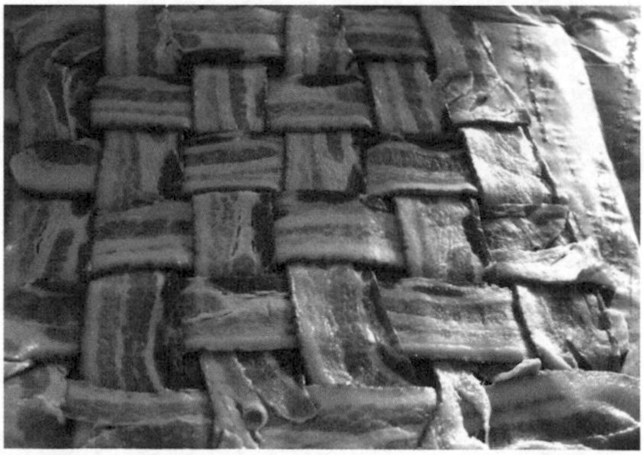

主餐

櫛瓜烤鮭魚

材料：（4人份）

- 烤夏南瓜：刷烤架用的油、1根切片的夏南瓜、1根切片的櫛瓜、1湯匙融化無鹽奶油、1顆檸檬、鹽和黑胡椒、1茶匙辣椒粉（依個人口味添加）。
- 烤鮭魚：烹飪噴霧油、1顆檸檬切成薄片、1塊鮭魚片（約1350克）、鹽和黑胡椒、6湯匙融化奶油（約3/4條）、1湯匙蜂蜜、3瓣大蒜切成蒜末、1茶匙新鮮百里香、1茶匙牛至、新鮮巴西里（裝飾用）。

作法：

1. 烤夏南瓜：預熱室外燒烤爐至中火，輕輕刷油在烤架上。
2. 將夏南瓜和櫛瓜片分別放在鋁箔紙上，將融化的奶油倒在上頭，撒上檸檬皮刨絲和檸檬汁。用鹽、胡椒和辣椒粉調味。將夏南瓜用鋁箔包起來，放到預熱的燒烤爐上，烤約三十分鐘，直到變軟。
3. 烤鮭魚：在烤夏南瓜時，預熱烤箱至攝氏一百七十五度。在一個大烤盤上鋪上鋁箔紙，並噴上烹飪噴霧油。

❹ 在烤盤中央均勻排列檸檬片。鮭魚兩面均勻用鹽和胡椒調味後，放到檸檬片上。

❺ 在小碗中，攪拌奶油、蜂蜜、大蒜、百里香和牛至，再倒在鮭魚上，然後將鋁箔紙捲起並包裹住。

❻ 烤鮭魚約十五到二十分鐘，當魚肉可以輕易與骨頭分離即可。再將鮭魚放入烤箱中烤兩分鐘，直到表面呈現微焦的淺褐色、周圍的奶油混合物變濃。

❼ 從燒烤爐上取下夏南瓜。將鮭魚移到盤子上。用巴西里裝飾，然後打開鋁箔，將烤過的夏南瓜放在旁邊。

主餐

蝦仁烤番茄片

材料：（4人份）

- 蝦：1/3杯橄欖油、2湯匙新鮮檸檬汁、1茶匙鹽、1/4茶匙黑胡椒、1茶匙巴薩米克醋、2茶匙蒜末、去殼去腸的大蝦（約450克）、4根竹籤、切碎的巴西里（裝飾用）、檸檬角。
- 番茄：烹飪噴霧油、8顆小型熟成番茄、2湯匙橄欖油、1/4杯帕馬森起司絲（大約

30克）。

作法：

❶ 醃漬蝦：將橄欖油、檸檬汁、鹽、黑胡椒、巴薩米克醋和大蒜放入一個大的密封塑膠袋中，密封後搖動混合。將蝦放在中型烤盤上，並將袋中的醃料倒在蝦上。將其放入冰箱中，醃漬至少十五分鐘，最多兩小時。同時，把竹籤浸泡在水中。

❷ 準備番茄：將烤箱架調成燒烤模式。用烹飪噴霧油塗抹一個小而淺的烤盤。將番茄切成兩半，然後從底部切下一小片，使番茄能夠在烤盤中直立。在番茄頂部刷上橄欖油，撒上帕馬森起司。

❸ 用中火預熱烤架，同時預熱燒烤爐。以竹籤串蝦，並將竹籤放在烤架上，每一面烤二至三分鐘，直到蝦呈粉紅色且不透明後，再將竹籤轉移到上菜盤上，用蓋子蓋住保溫。

❹ 將烤盤放在燒烤爐中，將番茄烤三分鐘，直到起司上層輕微變色。要小心番茄不要燒焦。

❺ 將番茄放到上菜盤上，並環繞放置竹籤。在蝦子上灑上巴西里，並將檸檬角放在邊緣，食用前可以擠一些調味。

主餐

檸檬雞搭配酸豆

材料：（4人份）

4片去皮去骨雞胸肉（約450克）、鹽和黑胡椒、4湯匙酥油（無水奶油）或橄欖油、2顆檸檬，1顆榨汁，1顆切片、1瓣切片的大蒜、2湯匙瀝乾的酸豆、1顆切片的洋蔥、4杯修剪過的四季豆、1/4杯烘烤過的杏仁片。

作法：

❶ 將雞肉拭乾後，再依個人口味用鹽和胡椒調味。

❷ 在一個大型平底鍋中，中高火加入一湯匙酥油，油熱了之後，加入雞肉。翻面一次，煎八至十分鐘，直到熟透為止。將雞肉移到盤子上，蓋好保溫。

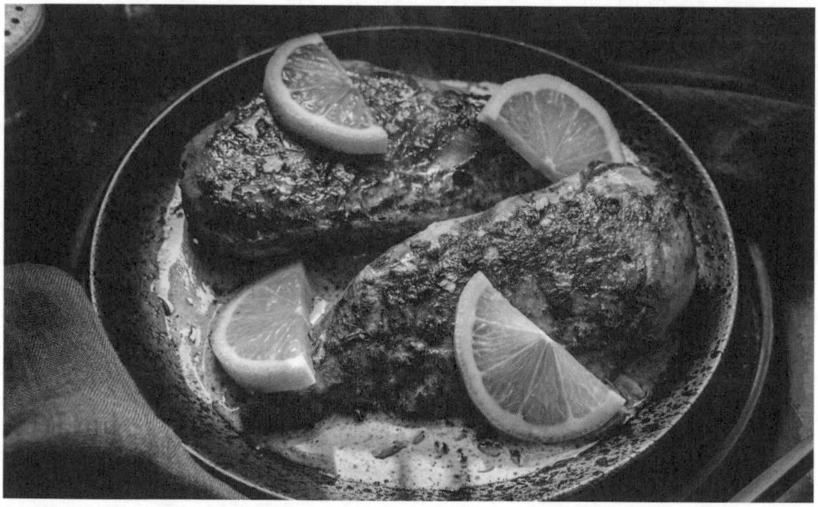

❸ 將檸檬汁、一湯匙酥油、大蒜和酸豆加入鍋中，中高火煮到滾。加入檸檬片，然後將雞肉放回鍋中，降低火候，燉煮雞肉五分鐘。

❹ 在另一個中型平底鍋中，中火加熱剩餘的兩湯匙酥油。油熱了之後，加入洋蔥和四季豆，炒至洋蔥變透明、四季豆變軟，約花三分鐘。

❺ 將杏仁片撒入四季豆中，攪拌均勻。

❻ 將雞肉整齊擺放在上菜盤上，並搭配洋蔥和四季豆。

主餐　青花菜起司烤雞肉

材料：（4人份）

3杯切碎或切絲的熟雞胸肉、4杯煮至叉子能穿透的青花菜、2湯匙橄欖油、1/2杯酸奶油、1/2杯鮮奶油、1瓣大蒜切成蒜末、1茶匙切碎的新鮮羅勒、鹽和黑胡椒、1杯切達起司絲（約100克）。

作法：

❶ 預熱烤箱至攝氏一百九十度。

❷ 將雞肉放入一個大烤盤中，加入青花菜，用橄欖油拌勻。

❸ 在一個中型碗中，將酸奶油、鮮奶油、大蒜和羅勒混合在一起。用鹽和胡椒調味。

❹ 將醬汁倒入烤盤中，攪拌均勻，使雞肉和青花菜均勻沾上醬汁。在上面撒上起司，烘烤七至十分鐘，直到完全加熱或看起來冒泡即完成。

主餐

藍紋起司胡桃牛排沙拉

材料：（4人份）

2杯新鮮菠菜葉、3湯匙碎藍紋起司、2湯匙切碎的胡桃、2湯匙橄欖油、半顆檸檬的檸檬汁、鹽和黑胡椒、1份烤過並切成薄片的去骨沙朗牛排（約350克）。

作法：

❶ 在一個大的沙拉碗中，將菠菜、藍紋起司和胡桃拌勻。淋上橄欖油和檸檬汁，再次拌勻，並用鹽和胡椒調味。

❷ 將沙拉放在盤子上，再疊上牛肉片。

主餐

火雞肉培根羊奶起司金絲瓜

材料：（4人份）

2顆金絲瓜、2湯匙橄欖油、鹽和黑胡椒、6片培根、瘦火雞絞肉（約450克）、1/4杯乾白葡萄酒、4杯嫩菠菜、1塊羊奶起司（約100克）。

作法：

❶ 預熱烤箱至攝氏兩百度，在烤盤上鋪上鋁箔紙。

❷ 切掉金絲瓜的頭，將沿著長邊切半，挖出種子，然後在果肉上淋上橄欖油，再加入些許鹽和胡椒。

❸ 把切半的金絲瓜放在烤盤上，切面朝下，烘烤四十分鐘至一小時，或直到

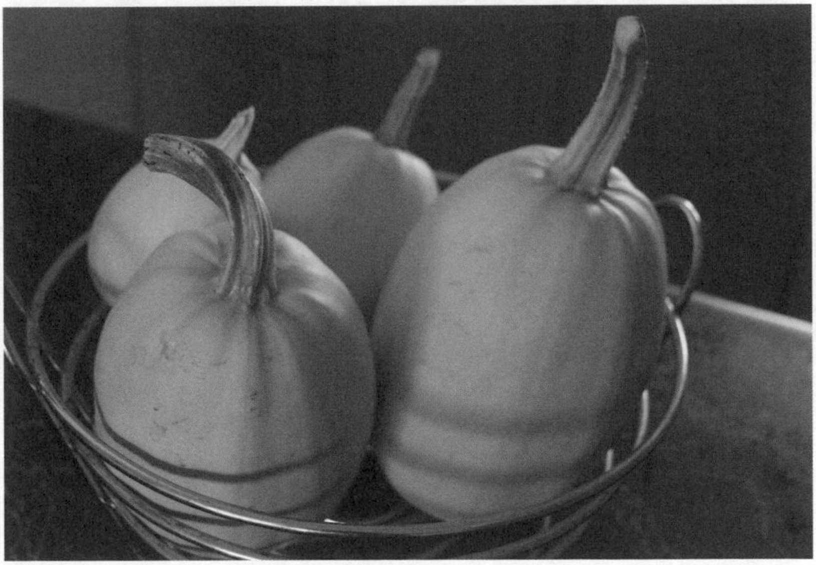

叉子插進去時能輕鬆穿透。

❹烹飪金絲瓜的同時，使用中型平底鍋，用中火將培根煎至酥脆，約十分鐘，然後將培根放在鋪有紙巾的盤子上吸油。將火雞肉加入鍋中，翻炒五至八分鐘，直到肉變色，再將其轉移到一個大碗中，將鍋中大部分油脂瀝掉，只留下約一湯匙。

❺保持中火，倒入葡萄酒，用木湯匙刮起底部的褐色物質。不斷翻攪，約一分鐘後，葡萄酒會減少約一半。

❻將菠菜放入鍋中，攪拌加熱直到變軟，約三分鐘。然後將羊奶起司弄碎，攪拌使其軟化並稍微融化，約三分鐘。

❼弄碎培根並將其拌入火雞肉中，加入菠菜起司中攪拌混合。

❽從烤箱中取出金絲瓜，稍微放涼之後，用叉子把果肉挖出來，形成像是義大利麵的麵條狀，然後平均放入四個碗中。

❾在每個碗上加入火雞肉、培根和菠菜混合物，即可上菜。

主餐

烘肉卷搭配花椰菜泥

材料：（6人份）

2湯匙橄欖油、1/4杯切碎的洋蔥、約680克草飼牛肉絞肉（瘦肉）、1杯杏仁粉、2顆雞蛋、1/3杯無糖番茄醬、1/2杯帕馬森起司粉（約50克）、1/2茶匙鹽、1/2茶匙黑胡椒、1/2茶匙大蒜粉、3杯花椰菜泥（冷凍或自製皆可），加熱、6湯匙（3/4條）奶油。

作法：

❶ 預熱烤箱至攝氏一百七十五度。

❷ 在一個小平底鍋中加熱橄欖油，接著加入洋蔥，炒約三分鐘至透明。

❸ 在一個大碗中，將牛絞肉、炒過的洋蔥、杏仁粉、蛋液、番茄醬、起司、鹽、胡椒和大蒜粉混合在一起，塑造成橢圓形的肉卷。

❹ 將肉捲放在一個淺烤盤或捲餅盤中，烘烤一小時。

❺ 小心的將肉卷從烤盤中取出，若周圍有油塊可以刮掉，再把肉卷放到上菜盤上。放涼十分鐘之後，搭配加熱後的花椰菜泥，花椰菜泥上面可以放上小塊奶油。

主餐

燒烤牛排佐奶油菠菜和蘑菇

材料：（4人份）

4片無骨沙朗迷你牛排（每片約85克，或將一塊約350克的牛排切成4片）、鹽和黑胡椒、2湯匙橄欖油、2杯切碎的波特菇或白蘑菇、4杯嫩菠菜、1/2杯鮮奶油、少許肉荳蔻粉。

作法：

❶ 用中高火預熱燒烤盤。用鹽和胡椒調味牛排後，放入燒烤盤中，每面烤二至四分鐘，約三分熟，再將牛排放到盤子上，用蓋子蓋住保溫。

❷ 在中等大小的平底鍋中，倒入橄欖油，中高火加熱。油熱了之後，加入蘑菇，攪炒三至四分鐘，或至輕微變色。將蘑菇放到

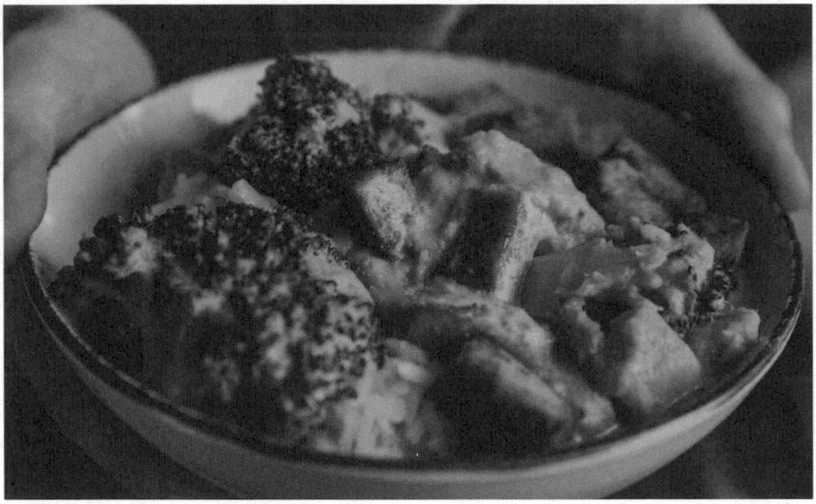

盛有牛排的盤子上，平均鋪在牛排上，再次蓋上蓋子。

❸ 將平底鍋的火降至中火，加入菠菜和鮮奶油。不斷攪拌，煮至菠菜變軟，奶油稍微變稠。可根據個人口味加入適量的鹽和肉荳蔻粉。

❹ 把牛排搭配奶油菠菜一同享用。

主餐

燉蘑菇奶油蒜味花椰菜飯

材料：（4人份）

- 燉蘑菇：5株白蘑菇，切半或切四分、6瓣大蒜切成蒜末、1顆切成薄片的黃皮洋蔥、2杯蔬菜高湯、4茶匙煙燻紅椒粉、2湯匙全脂希臘優格、鹽和黑胡椒、1/4杯新鮮巴西里。
- 花椰菜飯：1顆花椰菜、3湯匙橄欖油、2瓣大蒜切成蒜末、1又1/2茶匙鹽、1茶匙黑胡椒、1/2杯蔬菜湯、4湯匙酥油或無鹽奶油、1/4杯鮮奶油。

作法：

❶ 製作燉蘑菇：將蘑菇、大蒜、洋蔥、湯和紅椒粉放入慢煮鍋中，大火熬煮四小時。

❷ 打開鍋蓋，拌入希臘優格。根據個人口味加入鹽和黑胡椒調味。再蓋上鍋蓋，持續保溫。

❸ 製作花椰菜飯：將切過的花椰菜倒入食品調理機中，打至類似米粒的狀態。

❹ 以中火加熱一個大平底鍋，倒入橄欖油，然後加入花椰菜飯、大蒜、鹽、黑胡椒。煮沸後，輕輕用木製湯匙攪拌三分鐘。倒入高湯，蓋上鍋蓋，然後將溫度降至中小火煨十二分鐘，不時輕輕攪拌。

❺ 加入酥油和鮮奶油，再煨五分鐘，直至變得濃稠。

❻ 將燉蘑菇淋在奶油花椰菜飯上享用。

主餐和點心

涼拌芝麻青花菜搭配黑豆腐

材料：（4人份）

1塊硬豆腐（約350克），切丁、香草和調味料（依個人口味而定）、4湯匙椰子油、4杯青花菜菜絲、4湯匙芝麻。

作法：

❶將豆腐丁放入碗中，加入香草和調味料，使豆腐每面都均勻裹上調味料。

❷將兩湯匙椰子油放入一個大煎鍋中，用大火加熱。油融化時，加入豆腐，每面煎三到四分鐘，直到顏色變黑，再放到碗上，蓋上蓋子來保溫。

❸擦拭鍋子，然後加入剩餘的兩湯匙椰子油，以中大火加熱。油融化時，加入青花菜菜絲，翻炒約兩分鐘，時間可依照偏好的軟硬度調整。

❹將炒青花菜菜絲均勻分配在盤子中，然後放上豆腐，撒上芝麻後即可享用。

主餐

烤天貝花椰菜飯

材料：（4人份）

1/2杯 Primal Kitchen 烤肉醬、1/2杯新鮮柳橙汁、2又1/2湯匙溜醬油、2湯匙蘋果醋、2包天貝（每包約225克）、1小顆花椰菜（約450克）、2湯匙酥油或無鹽奶油、1/2顆黃皮洋蔥，切丁、1到2茶匙大蒜粉、1/4茶匙新鮮磨碎的肉豆蔻、鹽和黑胡椒、2湯匙橄欖油、3顆蒜瓣切成蒜末、6杯新鮮羽衣甘藍、1湯匙新鮮檸檬汁、2湯匙椰子油、1/2杯新鮮平葉巴西里、1/2杯帕馬森起司粉（約56克）、烤過的鹽味花生。

作法：

❶ 在一個小碗中，將燒烤醬、柳橙汁、醬油和醋混合在一起。將混合物倒入一個淺盤中（直徑二十公分的方形盤很適合）。將天貝切成兩半，再對切成三角形，共十六個三角形，每個約〇．六公分厚。將天貝放入醃漬液中，舀些醃汁淋在天貝上，浸泡至少一小時，最好是過夜，偶爾翻面浸泡。

❷ 將花椰菜切成小花葉菜，用食品調理機打幾下，使其質地變得像飯粒。

❸ 將奶油以中火加熱，然後加入洋蔥，炒至透明，約四分鐘。加入花椰菜、大蒜粉和肉豆蔻，用鹽調味。翻炒五到七分鐘後，蓋上蓋子保溫。

❹ 將橄欖油放入大煎鍋中，以中火加熱。油熱時，加入大蒜，翻炒至香氣散發，約一分鐘。加入甘藍，翻炒兩到三分鐘，直到蔬菜變軟。淋上檸檬汁，並加入少許鹽和胡椒。

❺ 預熱室外燒烤架，或在爐子上預熱烤鍋或煎鍋至中高火。用椰子油刷烤鍋。將天貝瀝乾，保留醃汁用於烹飪和上菜。將天貝燒烤或煎炒約五分鐘，每面都刷上醃汁。

❻ 將巴西里和帕馬森起司拌入花椰菜飯中，並以鹽和胡椒調味。

❼ 在大碗中，舀一小堆花椰菜飯，放一些天貝，並刷上剩餘的醃汁，搭配羽衣甘藍並撒上花生碎一起享用。

主餐

辣味毛豆搭配奶油辣椒醬

材料：（4人份）

- 毛豆：2又1/2湯匙烤芝麻油、6根蔥（蔥綠和蔥白分開切）、1/3杯切丁的紅洋蔥、5瓣大蒜剁成蒜末、2杯冷凍毛豆、1茶匙新鮮生薑末、1湯匙辣椒醬、1包高麗菜絲（約400克）、3湯匙溜醬油或醬油、1湯匙米酒醋、1/8～1/4茶匙白胡椒粉、鹽、黑芝麻（裝飾用）。
- 辣椒醬：1/4杯橄欖油美乃滋、鹽、1湯匙辣椒醬。

作法：

❶ 料理毛豆：在一個大平底鍋中，用中火加熱芝麻油，油熱時，加入蔥白、紅洋蔥和大蒜後翻炒，不斷攪拌約三分鐘，直到洋

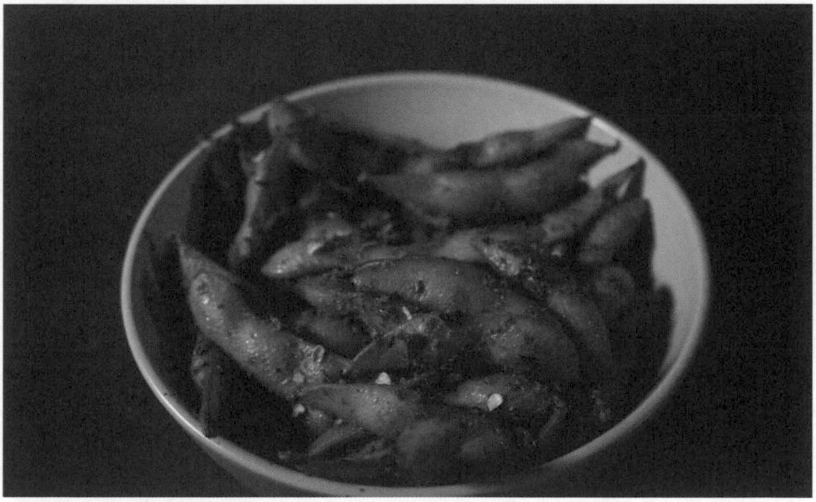

蔥開始變軟。

❷ 加入冷凍毛豆、生薑和辣椒醬，炒約三分鐘至毛豆變熱。

❸ 加入高麗菜絲、溜醬油、米酒醋、白胡椒粉和適量的鹽，攪拌均勻。繼續烹煮，攪拌約五分鐘，直到高麗菜變軟。

❹ 製作辣椒醬：在一個小碗中，將橄欖油美乃滋和辣椒醬拌勻，根據個人口味加入少許鹽。

❺ 將毛豆放入碗中，淋上辣椒醬，用蔥綠裝飾，並撒上黑芝麻。

主餐

蔬菜起司墨西哥捲搭配無穀物玉米餅

材料：（4人份）

玉米餅：1杯杏仁粉、1/4杯椰子粉、2茶匙黃原膠、1茶匙泡打粉、1/2茶匙粗鹽、2茶匙新鮮檸檬汁、1顆雞蛋、1湯匙的水。

醬汁：1又1/2杯無糖番茄醬、1杯蔬菜高湯、1茶匙蘋果醋、1又1/2茶匙辣椒粉、1又1/2茶匙煙燻紅椒粉、1又1/2茶匙孜然粉、1/2茶匙洋蔥粉、1/2茶匙大蒜粉、1茶匙鹽。

餡料：2湯匙酪梨油、1/3顆切丁的洋蔥、1顆去籽切丁的小甜椒、1/2顆切丁的小櫛瓜、3顆雞蛋、2杯新鮮菠菜、1湯匙辣椒粉、1又1/2茶匙香蒜鹽、1茶匙洋蔥粉、1/2茶匙孜然粉、1又1/2杯切達起司絲（約170克）。

作法：

❶ 製作玉米餅麵團：在食品調理機中混合杏仁粉、椰子粉、黃原膠、泡打粉和鹽。

❷ 在食品調理機轉動時，慢慢倒入檸檬汁、蛋液，再加入水。當麵團形成一顆球時，將其放在保鮮膜上。用手揉麵團一至兩分鐘，然後用保鮮膜包好，放在冰箱靜置十分鐘。

❸ 製作醬汁：將番茄醬、高湯、蘋果醋、辣椒粉、煙燻紅椒粉、孜然粉、洋蔥粉和大蒜粉放入中型鍋中，攪拌均勻。置於中火加熱，接近沸騰時轉小火，燉煮十五至三十分鐘，直到醬汁減少一半，或達到自己喜歡的濃稠度。

❹ 製作玉米餅皮：將麵團分成八個小球，直徑約四公分。將一顆球疊在兩張蠟紙或烘焙紙之間，壓扁至約〇．五公分厚，餅皮直徑應為十三至十五公分。

❺ 在大型鑄鐵煎鍋中，以中高火加熱，鍋熱後，放入一片捲餅皮，烤約二十秒，直到稍微焦黑，然後翻面。持續壓出餅皮並上上煎鍋，完成的捲餅皮可以堆疊在盤子上，並在兩片之間以蠟紙或烘焙紙隔開。這個食譜需要八片捲餅皮，多餘的可以冷

凍保存，未來使用。

6 製作餡料：在中型的深平底鍋中，用中火加熱酪梨油，然後放入洋蔥和青椒。翻炒約三分鐘，直到洋蔥和青椒變軟，加入櫛瓜，然後倒入輕輕打散的蛋液，混入菠菜後攪拌均勻；等到菠菜變軟後，加入辣椒粉、大蒜鹽、洋蔥粉和孜然粉。把火轉小，繼續翻炒，直至各種食材都充分混合並加熱為止。

7 組合捲餅：先挑出一片捲餅皮，放在乾淨平面上，舀約1/2杯的餡料倒在上頭，再撒上1又1/2湯匙的起司，然後捲起捲餅。將捲餅放入約九×十三英吋（約二二．九×三三．八公分）的烤盤中，然後繼續包剩下的七片捲餅皮。

8 預熱烤箱至攝氏一百七十五度。將醬汁倒在烤盤中的捲餅上，並在頂部撒上剩餘的起司。烘烤約三十分鐘，或直到醬汁開始冒泡、頂部起司開始變金黃即完成。

點心

芹菜條搭配杏仁醬

材料：（1人份）

2湯匙無糖杏仁醬、2根修剪過的芹菜管（芹菜的莖）。

作法：

❶ 在芹菜管上塗抹一湯匙杏仁醬。

點心

卡布里小點

材料：（24串）

24顆櫻桃番茄、24片新鮮羅勒葉、1包全脂的莫札瑞拉起司球（大約225克）、24支竹籤、橄欖油。

作法：

❶ 在每支竹籤上穿一顆番茄、一片對折的羅勒葉，和一顆莫札瑞拉起司球。將竹籤放在盤子上，淋上一些橄欖油，一人約吃三支。

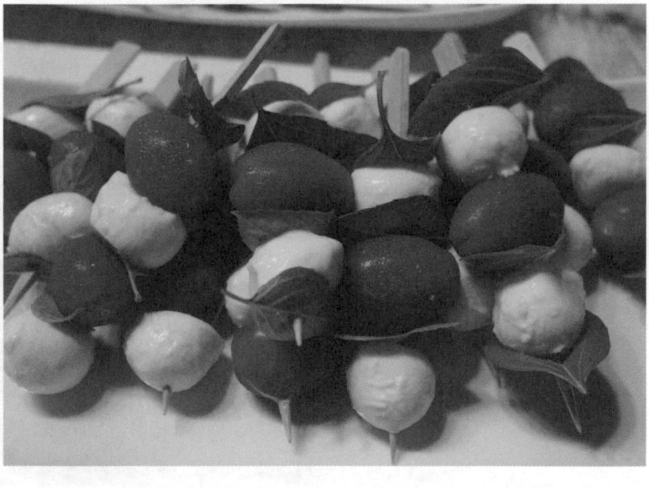

點心

胡蘿蔔芹菜搭配亞麻籽杏仁醬

材料：（1人份）

2湯匙亞麻籽粉、2湯匙無糖杏仁醬、10根迷你胡蘿蔔、2根切成兩半的芹菜管。

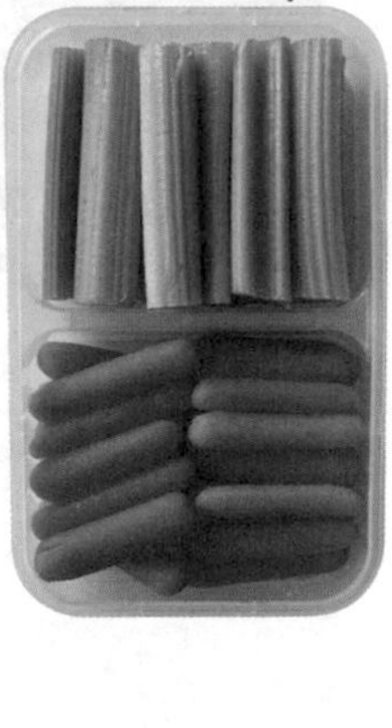

作法：

❶ 在一個小碗中，將亞麻籽粉和杏仁醬混合，作為沾醬使用。

點心

蘋果脆片

材料：（1人份）

1顆去核切片的小蘋果、2湯匙無糖杏仁醬、1湯匙奇亞籽、1湯匙亞麻籽粉、2湯匙無糖椰子片。

作法：

❶ 在盤子上排列蘋果片。

❷ 在小碗中混合杏仁醬、奇亞籽和亞麻籽粉，在微波爐高溫加熱十五至三十秒，使其稍微融化。

❸ 將杏仁醬混合物淋在蘋果片上，並撒上椰子片。

點心

夏威夷酪梨

材料：（4人份）

2顆熟酪梨、1杯切半的夏威夷豆、1/2杯無糖椰子片。

作法：

❶ 將酪梨切半並去核，再將每半再切成兩半，然後在果核的洞中填入夏威夷果仁和椰子片。

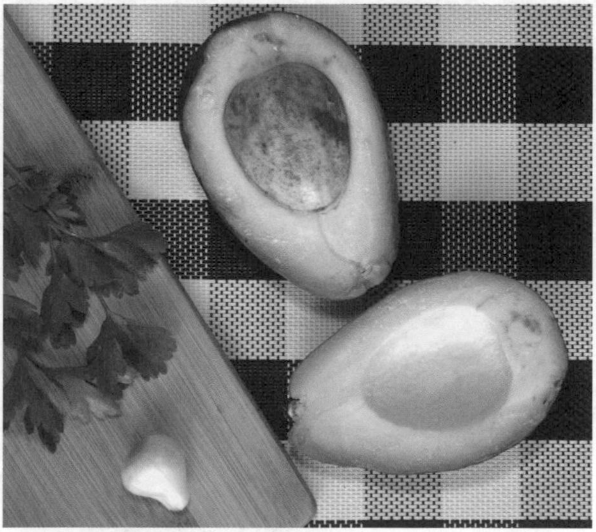

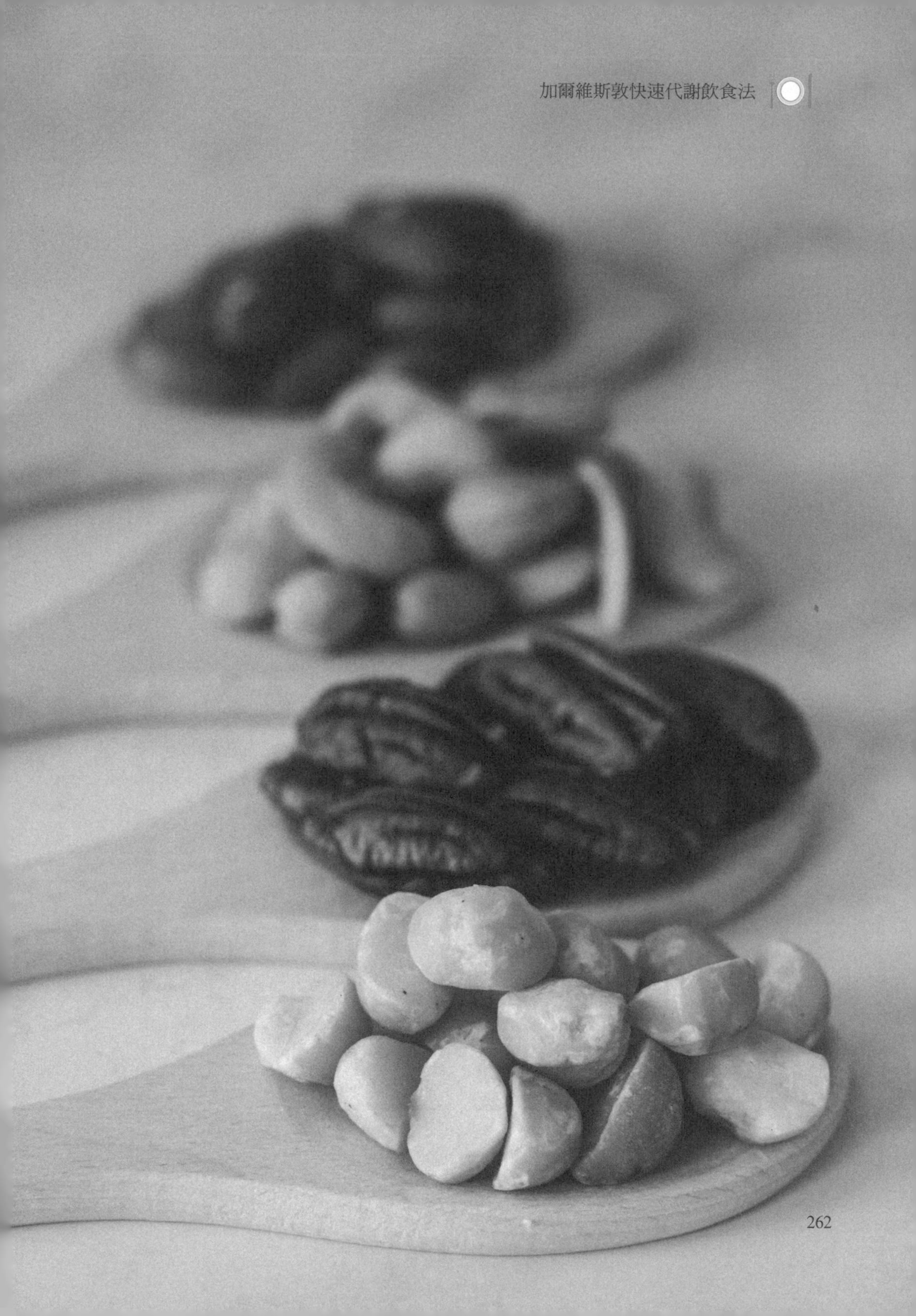

點心

南瓜香料核桃

材料：（1人份）

1/4杯核桃、1茶匙酪梨油、1/2茶匙南瓜派香料。

作法：

❶ 將核桃放入小碗中，淋上酪梨油，並撒上南瓜派香料。拌勻後即可享用。

點心

酪梨脆片

材料：（1人份）

1顆酪梨、1/4杯帕馬森起司粉、1茶匙新鮮檸檬汁、1/2茶匙大蒜粉、1/2茶匙義大利式香料。

作法：

❶ 預熱烤箱至一百六十五度，在烤盤上鋪上烤盤紙。

2. 在中型碗中將酪梨搗碎，直到質地變柔順。加入起司、檸檬汁、大蒜粉和義大利式香料，混合均勻。
3. 用茶匙將酪梨混合物一一放到烤盤上，間隔平均、抹得薄一點。烘烤十五至十八分鐘，直到脆片的邊緣變成金褐色。

點心

全麥芝麻黃瓜片

材料：（4人份）

1根黃瓜、2湯匙無糖全脂希臘優格、1包奶油乳酪（約100克）、4茶匙Everything Bagel貝果鹽、2湯匙有鹽奶油。

作法：

1. 將黃瓜縱向切半。
2. 在一個小碗中，混合奶油乳酪、有鹽奶油和優格，攪拌均勻。
3. 將奶油乳酪混合物放在黃瓜上，撒上調味粉。
4. 將半片黃瓜切成四份，即可輕鬆享用。

點心

起司和核桃

材料：（1人份）

半杯核桃、1條起司條。

作法：

將核桃排放在盤子上，在放上起司條。

點心

起司堅果

材料：（1人份）

貝比貝爾乾酪、1/2杯杏仁。

作法：

1. 將起司和杏仁排放在盤子上。

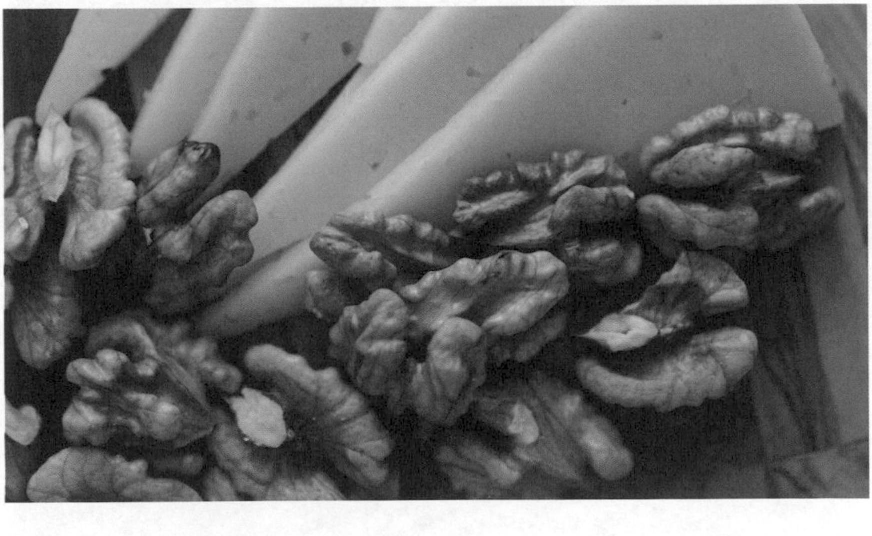

點心

酥脆羽衣甘藍片搭配胡桃

材料：（3人份）

烹飪噴霧油、橄欖油2湯匙、1大束新鮮羽衣甘藍、1湯匙海鹽、3/4杯切碎的胡桃。

作法：

❶ 預熱烤箱至攝氏一百七十五度，用烹飪噴霧油在烤盤上輕輕塗抹，或是使用矽膠烘焙墊。

❷ 將羽衣甘藍放入拉鍊塑膠袋裡，加入橄欖油，將袋口封好，並按壓葉子，使其均勻沾滿油。

❸ 將羽衣甘藍均勻放在烤盤上，將葉子撫平。烘烤十二分鐘直到葉子變脆，再從烤箱中取出，撒上海鹽，搭配胡桃一起享用。

點心

簡易酪梨醬

材料：（2杯＝8份）

1/4杯洋蔥碎、1/4杯切碎的新鮮芫荽葉和嫩莖、3顆熟酪梨、1/2茶匙孜然粉、2湯匙新鮮萊姆或檸檬汁、1/2茶匙鹽、1顆去籽、切丁的羅馬番茄

作法：

1. 將洋蔥放入小碗中，倒入溫水，靜置十分鐘軟化洋蔥。
2. 將酪梨切半，用湯匙挖出核，然後將果肉挖出，放入中碗中。
3. 加入檸檬汁，用叉子壓碎酪梨，直至質地變得滑順但仍帶有塊狀感。拌入番茄、芫荽和孜然粉。瀝乾洋蔥，加入碗中，撒入適量的鹽。
4. 一邊試吃酪梨醬，一邊調味，最後搭配不同蔬菜作為沾醬享用。

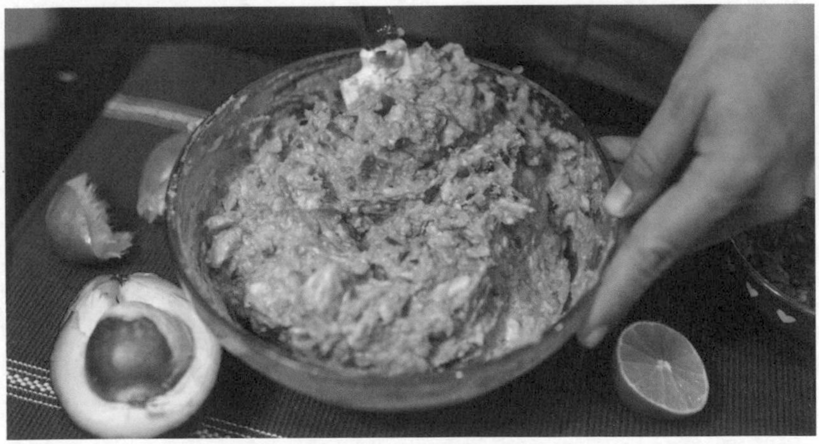

點心

奶油酪梨醬

材料：（1/2杯＝1人份）

1顆酪梨、1顆檸檬的汁液（約3湯匙）、1湯匙酪梨油或橄欖油美乃滋、1湯匙切碎的新鮮芫荽。

作法：

❶ 將酪梨、美乃滋、檸檬汁和芫荽放入小碗中，用叉子壓碎，直至質地變得滑順。這款沾醬可以搭配蔬菜條或穀物餅乾一起享用。

點心

香草白腰豆沾醬

材料：（3/4杯＝2份）

1/2杯煮熟的白腰豆、2湯匙芝麻醬或醬油、1/2顆檸檬的汁液（約1又1/2湯匙）、1湯匙橄欖油、1茶匙檸檬皮屑、1湯匙切碎的新鮮蒔蘿、1瓣大蒜。

作法：

❶ 將所有材料放入食品調理機中，攪拌至質地變滑順。搭配蔬菜作為沾醬享用。

點心

黃瓜搭配茅屋起司醬

材料：（2人份）

1/2杯茅屋起司、1/4茶匙黑胡椒、1湯匙新鮮檸檬汁、1湯匙新鮮蒔蘿，切碎、1/2茶匙大蒜粉、1條切片小黃瓜、1/2茶匙洋蔥粉。

作法：

❶ 將茅屋起司、檸檬汁、大蒜粉、洋蔥粉、胡椒和蒔蘿放入攪拌機中，攪拌至質地變滑順。

❷ 用湯匙把打好的醬挖到小碗中，用黃瓜片沾著吃。

點心

蔬菜片佐義大利美乃滋醬

材料：（4人份）

1杯橄欖油美乃滋、8根蘆筍，修剪並切成小塊、1湯匙義大利式香料、8顆對切或切成四等分的蘿蔔、2條切片的大黃瓜。

作法：

❶ 在一個小碗中，將美乃滋和調味料混合攪拌，直至充分混合。

❷ 在盤子上排放黃瓜、胡蘿蔔、蘆筍和紅蘿蔔，搭配沾醬一同享用。

點心

醃橄欖、鷹嘴豆搭配百里香和蒔蘿

材料：（4人份）

2條切片的大黃瓜、2杯橄欖、2條切片的胡蘿蔔、1/2杯紅酒醋、1罐瀝乾的鷹嘴豆（約425克）、1/4杯新鮮百里香葉、1/4杯新鮮蒔蘿。

作法：

① 在一個大碗中，將黃瓜、胡蘿蔔、鷹嘴豆和橄欖結合在一起。倒入紅酒醋，加入香草。充分攪拌後蓋好，冷藏十五分鐘即可食用。

點心

黃瓜、番茄和菲達起司沙拉

材料：（1人份）

1條切片的黃瓜、1湯匙橄欖油、1杯切半的櫻桃番茄、1湯匙紅酒醋、1/4切丁的紅洋蔥、2湯匙菲達起司、1瓣大蒜切成蒜末。

作法：

① 將黃瓜、番茄、洋蔥和大蒜放入小沙拉碗中，淋上橄欖油和紅酒醋，拌勻後在上面撒上菲達起司。

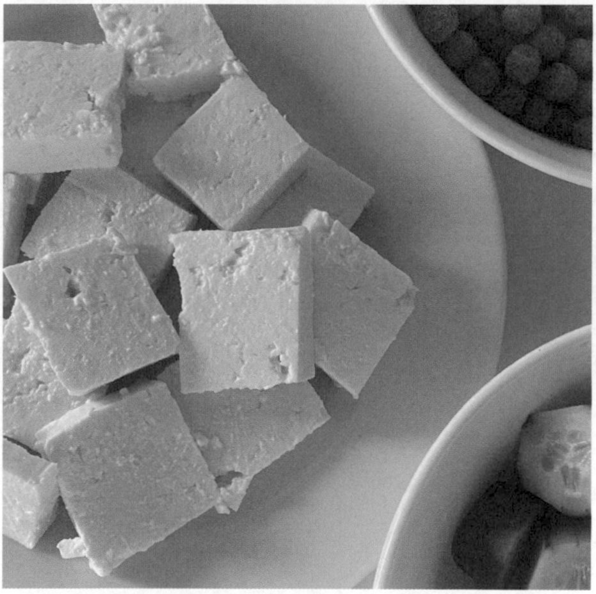

點心

火雞美乃滋生菜卷

材料：（2捲＝1人份）

1湯匙橄欖油美乃滋、2片大片生菜葉、1湯匙紅酒醋、熟火雞肉片（約50克）、1湯匙亞麻籽粉、1片瑞士起司。

作法：

1. 將美乃滋、紅酒醋和亞麻籽粉混合在小碗中。
2. 將生菜葉放在平坦的表面上，每片塗抹一些美乃滋，然後放上火雞和起司。折起來，放到碟子上即可享用。

點心

酪梨蛋

材料：（1人份）

1顆水煮蛋、1/2顆酪梨。

作法：

❶ 剝掉蛋殼後，把雞蛋切成兩半，並在旁邊擺上酪梨片。

點心

惡魔蛋

材料：（1人份）

2顆水煮蛋、1/4茶匙薑黃粉、1湯匙酪梨油美乃滋、1顆去籽、切成條狀的綠色甜椒、1湯匙奇亞籽。

作法：

❶ 剝掉蛋殼後，把雞蛋切成兩半，輕輕取出蛋黃。

❷ 在小碗中放入蛋黃、美乃滋、奇亞籽和薑黃粉，混合在一起。然後，再將混合物舀入蛋白中。

❸ 將填充好的蛋放在碟子上，搭配綠色甜椒條一起享用。

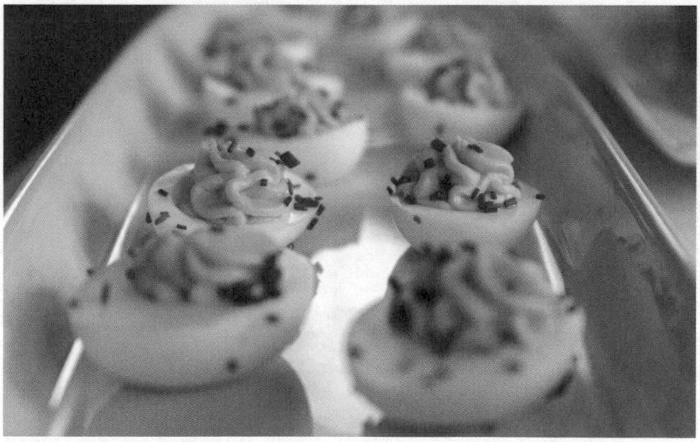

點心

毛豆泥沙拉

材料：（4人份）

1又1/2杯冷凍毛豆、2杯沸水、2瓣大蒜、1湯匙萊姆汁、2又1/2湯匙酪梨油美乃滋、2湯匙新鮮芫荽、1湯匙新鮮薄荷、1湯匙新鮮蒔蘿、1/4茶匙石磨芥末、1/4茶匙鹽、1/4茶匙黑胡椒粉、4杯新鮮菠菜、1杯紫甘藍絲。

作法：

❶將毛豆放入大碗中，倒入沸水，再蓋上蓋子，讓毛豆蒸五分鐘。然後，瀝乾水分，沖洗毛豆直至冷卻。

❷將毛豆、大蒜、青檸汁、美乃滋、香草（都切碎）、芥末、鹽和胡椒放入食品調理機中，打至泥狀，但仍保留一點口感。完成後倒到碗中，放入冰箱冷藏。

❸將菠菜和紫甘藍均勻分配在四個盤子上，再把毛豆泥作為沙拉醬淋上，即可上菜。

點心

火雞卷

材料：（1人份）

熟火雞肉片（約50克）、瑞士起司片（約50克）、1湯匙芥末醬。

作法：

❶ 將火雞片放在平坦表面上，上頭放上起司片，再抹上芥末，然後捲起來食用。

點心

梨片和瑞可塔起司

材料：（1人份）

1/2顆熟了的梨子、3/4杯全脂瑞可塔起司（也可用不含奶類的版本）、少許肉桂粉（非必要）。

作法：

❶ 將切成片狀的梨子鋪在碟子上，不要花太久的時間準備，以免梨片氧化。挖一些瑞

可塔起司，放在梨片旁邊，然後撒上肉桂粉。

點心

巧克力摩卡杏仁搭配起司條

材料：（6人份）

1杯原味杏仁（無鹽）、1/2茶匙橄欖油、1湯匙無糖可可粉、1茶匙即溶咖啡顆粒、1茶匙 Swerve 糖粉、6條起司條。

作法：

1. 在一個小型不沾鍋中，以低火烘烤杏仁，每隔幾分鐘翻炒一次，約三分鐘後會開始散發香味。這時，加入橄欖油，讓杏仁均勻沾上後離火。
2. 在高功率攪拌機或食物調理機中混合可可粉、咖啡顆粒和糖粉，直到咖啡顆粒被打成粉末狀。
3. 將杏仁和可可混合物倒入碗中拌勻，如果混合物太多，可以刮掉一些。完成後，倒在羊皮紙或蠟紙上冷卻。
4. 將杏仁存放在密封容器中，放在室溫保存。

點心

奇亞籽布丁

材料：（1人份）

1湯匙亞麻籽、1/2杯無糖椰子奶、2湯匙切碎的核桃、1/4杯奇亞籽、肉桂粉。

作法：

在小碗中，將亞麻籽、核桃和肉桂（根據喜好添加）混合在一起，然後慢慢倒入椰子奶，攪拌均勻，直到混合均勻。撒上奇亞籽，輕輕攪拌。最後，蓋上蓋子，冷藏四到五小時，或放隔夜，直到布丁變得濃稠。

點心

椰子奇亞籽布丁搭配覆盆子

材料：（2人份）

1罐無糖椰奶（約425克）、1/4茶匙南瓜派香料、1/2茶匙香草精、1/2杯奇亞籽、少許甜味劑（如甜菊糖或羅漢果糖）、1/2杯新鮮覆盆子。

作法：

❶ 將椰奶、香草精、甜味劑和南瓜派香料放入一個中碗，攪拌均勻。確保所有椰漿塊都有被均勻打散，液體變得柔順，再加入奇亞籽，重複攪拌。

❷ 蓋上碗，冷藏四小時以上，直到質地變濃稠。

❸ 將布丁舀入碗中，上頭放上覆盆子作為裝飾。

點心

椰子核桃奇亞籽布丁

材料：（4人份）

4杯無糖杏仁奶、1/2杯切碎的核桃、4湯匙奇亞籽、1/2杯切碎的胡桃、1/2茶匙甜菊糖、1/4杯葵花籽、1/2茶匙肉桂粉、1/4杯無糖椰子片。

作法：

在一個碗中，將杏仁奶、奇亞籽、甜菊糖和肉桂粉混合在一起。蓋上蓋子，冷藏兩小時或隔夜，

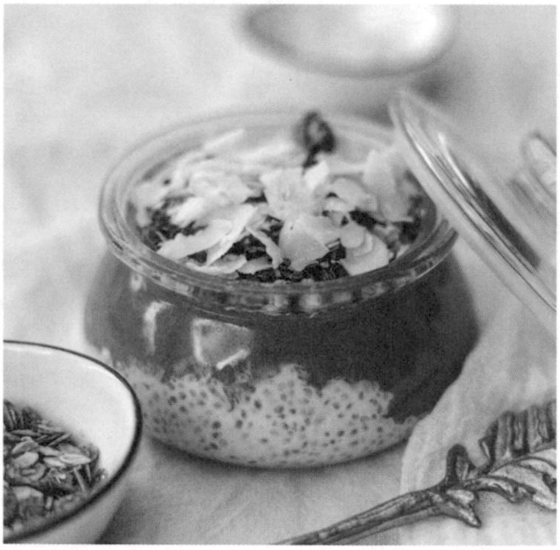

直到混和物變凝固。準備食用時再舀入碗中，撒上一些核桃、葵花籽和椰子片作為裝飾。

點心

花生醬巧克力奇亞籽布丁

材料：（2人份）

1/4杯可可粉或無糖可可粉、少許鹽、1湯匙Swerve甜味劑、1/2茶匙香草精、1/2茶匙肉桂粉（非必要）、1又1/2杯無糖杏仁奶、1/2杯奇亞籽、2湯匙無糖花生醬、1/4杯新鮮覆盆子。

作法：

❶ 製作布丁：可可粉過篩後放入小碗中，添加甜味劑、肉桂粉、鹽和香草精，並攪拌均勻。接著，逐漸倒入杏仁奶，攪拌至形成糊狀，然後繼續攪拌至質地變得柔順。

❷ 加入奇亞籽，再次攪拌均勻。蓋上蓋子，冷藏三至五小時或隔夜，直到凝固。在布丁冷藏三十至四十五分鐘後，拿出來再攪拌一次，能讓混合物更加均勻。

❸ 製作頂部醬料：在食用前，將花生醬在微波爐中高溫加熱二十至三十秒至融化。

❹ 將布丁舀入碗中，淋上花生醬和覆盆子。

點心

巧克力花生醬優格

材料：（1人份）

1/2杯無糖全脂希臘優格、1湯匙無糖可可粉、1湯匙無糖花生醬、2湯匙奇亞籽。

作法：

將優格放在碗中，加入花生醬、可可粉和奇亞籽，攪拌均勻。

點心

純素優格杯

材料：（1人份）

1/2杯無糖杏仁奶優格、1湯匙研磨亞麻籽、1匙KOS有機植物蛋白粉香草口味（其他品牌可能會影響營養成分）、1/3杯新鮮藍莓、1/4杯胡桃。

作法：

在小碗中混合優格、蛋白粉和亞麻籽，用藍莓和胡桃作為頂部裝飾。

點心

覆盆子亞麻籽馬芬

材料：（1人份）

1顆蛋、3茶匙羅漢果糖（含或不含赤藻醇）、1湯匙融化的椰子油、2湯匙新鮮覆盆子、1茶匙香草精、1湯匙無糖黑巧克力豆、4湯匙亞麻籽粉、1湯匙打發的重奶油、1/2茶匙泡打粉、1/4茶匙肉桂粉。

作法：

1. 將蛋、椰子油和香草放入小碗中，攪拌均勻，然後加入亞麻籽粉、泡打粉、肉桂粉和甜味劑。攪拌至均勻。
2. 添加覆盆子和巧克力豆，再次攪拌，然後以高溫微波九十秒。
3. 讓微波後的馬芬稍微冷卻，再於頂部抹上打發的重奶油。

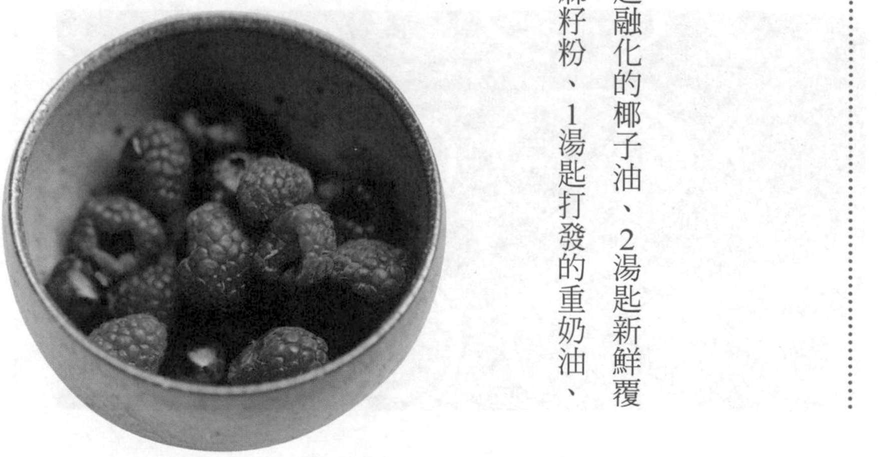

點心

巧克力肉桂蘋果馬芬

材料：（1人份）

烹飪噴霧油、1/2杯無糖杏仁醬、1/4杯無糖可可粉、1/4杯融化的椰子油、2湯匙無糖蘋果醬、鹽、1/2茶匙杏仁精、少許肉桂粉。

作法：

1. 預熱烤箱至一百六十五度，用烹飪噴霧油塗抹迷你馬芬烤盤。
2. 在一個中型碗內混合杏仁醬、可可粉、椰子油和蘋果醬，再加入杏仁精和肉桂粉，攪拌均勻。
3. 將麵糊舀入烤盤模具中，如果麵糊量低於模具的空位，剩餘的空位可以用水填滿。烘烤十分鐘，或是用牙籤插進馬芬內，出來時牙籤是乾燥的，代表已完成。

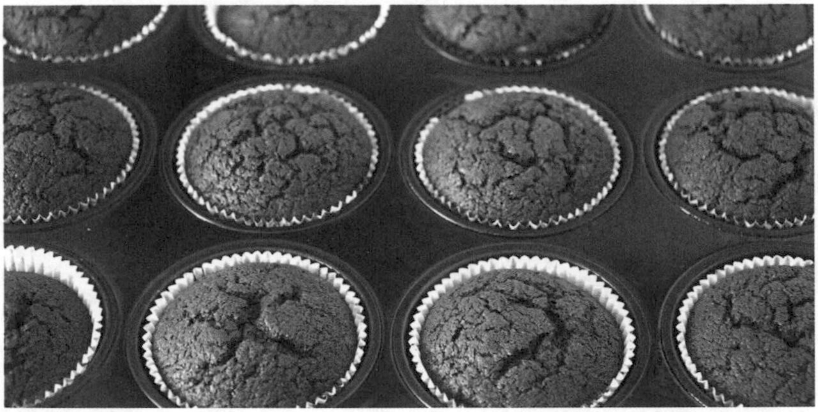

點心

巧克力花生醬蛋糕

材料：（1人份）

1湯匙奶油、1顆雞蛋、1湯匙椰子粉、1湯匙羅漢果糖、1湯匙無糖花生醬、1湯匙無糖可可粉、1/2茶匙發酵粉、2湯匙無糖黑巧克力豆。

作法：

1. 將奶油放入微波爐適用的大杯子中，以高溫加熱十五至三十秒，直至融化。
2. 加入蛋、椰子粉、羅漢果甜味劑、花生醬、可可粉和發酵粉，攪拌均勻。
3. 添加巧克力豆，輕輕攪拌分散。以高溫微波六十秒，待其稍微冷卻後即可食用。

點心

純素零食棒

材料：（16條）

烹飪噴霧油、1/2杯杏仁、1/2杯胡桃、1/2杯夏威夷果、1/2杯南瓜籽、1杯無糖椰絲、1

茶匙肉桂粉、1/2杯無糖花生醬、1/4杯椰子油、2茶匙香草莢醬。

作法：

❶將烹飪噴霧油塗抹在十五×二十五公分的烤盤上，並鋪上羊皮紙。
❷將杏仁、胡桃、夏威夷果和南瓜籽放入食物處理機中，打成粗碎。倒入一個大碗中，然後加入椰絲和肉桂粉攪拌均勻。
❸在一個小鍋中，將花生醬、椰子油和香草豆莢醬混合在一起，低火加熱攪拌三至五分鐘，直至融化並混合均勻。
❹將花生醬混合物倒入堅果混合物中，拌勻後牢牢壓入準備好的烤盤中，用湯匙背面抹平表面。蓋上蓋子後，冷藏二至三小時或直到變硬，切成十六條，每份為一條。

點心

巧克力香蕉冰淇淋

材料：（2人份）

2根成熟香蕉、2湯匙無糖杏仁醬、1/4杯無糖杏仁奶、1湯匙無糖可可粉、3湯匙可可碎片、1湯匙奇亞籽、2湯匙亞麻籽粉。

作法：

將所有成分放入食物調理機中，打至滑順後放入冷凍庫，讓其冷凍數小時或隔夜。

放碗裡就可以吃的簡易點心

- 調味莓果胡桃：1/4杯胡桃、1/4杯新鮮藍莓、1/4杯新鮮草莓、2湯匙無糖椰子片。
- 黑巧克力胡桃：1塊可可濃度70％以上的巧克力（約30克）、1/4杯胡桃。
- 覆盆子胡桃：1/2杯新鮮覆盆子、1/4杯胡桃。
- 堅果莓果碗：1/4杯新鮮草莓、1/4杯新鮮覆盆子、1/4杯新鮮黑莓、1/4杯新鮮藍莓、2湯匙杏仁片。
- 熱帶莓果：1/2杯新鮮藍莓、2湯匙無糖椰子片。
- 草莓配奇亞籽奶油：1杯新鮮草莓、2湯匙鮮奶油、1湯匙奇亞籽、1湯匙無糖椰子片。

用喝的也有飽足感

藍莓綜合奶昔：

2匙膠原蛋白粉、1匙MCT粉或椰子油、1杯新鮮菠菜，切碎、1/2杯新鮮藍莓、2匙奇亞籽、2匙亞麻籽、2匙無糖杏仁醬、1/2茶匙杏仁精、少許磨碎的肉荳蔻（非必要）。

製作過程：在攪拌機中混合粉末、菠菜、藍莓、種子和杏仁醬。攪拌成泥狀，然後加入杏仁精和肉荳蔻，用「按、停、按、停」的方式快速啟動，直到質地變得滑順。

綜合莓果奶昔：

1/4杯新鮮草莓，切半、1/4杯新鮮黑莓、1/4杯新鮮覆盆子、1/4杯原味全脂希臘優格、1杯嫩菠菜、1匙奇亞籽、1匙亞麻籽粉、冰塊。

製作過程：將莓果、優格、菠菜、奇亞籽和亞麻籽粉放入攪拌機，加入幾塊冰塊，攪拌至柔順質地，中途可以加入少許水，調整到喜愛的濃稠度。

覆盆子杏仁冰沙：

1/2杯原味全脂希臘優格、1/2杯新鮮甘藍、1/4杯新鮮覆盆子、1匙無糖杏仁醬、1匙奇亞籽。

製作過程：將所有成分放入攪拌機中，直到打出冰沙的質地。

花生醬奶昔：

1/4杯原味全脂希臘優格、2匙無糖可可粉、2匙無糖花生醬、1匙亞麻籽粉、1/2茶匙香草精、冰塊（非必要）。

製作過程：將優格、可可粉、花生醬、亞麻籽粉和香草放入攪拌機中，打成光滑的奶昔口感。如果想打成冰沙，再加入冰塊。

花生奶油摩卡奶昔：

1/2杯無糖杏仁奶、2匙奇亞籽、2匙亞麻籽粉、1茶匙無糖可可粉、2匙無糖花生醬、1/4茶匙香草精、半根熟香蕉（冷凍的最佳）、單份濃縮咖啡、1/3杯碎冰、少許鹽。

製作過程：將杏仁奶、奇亞籽、亞麻籽粉、可可粉、花生醬、香草精、香蕉、咖啡和冰，放入高功率攪拌機中，攪拌至柔順，嚐一下味道再用鹽調味。

杏仁藍莓奶昔：

1匙全素蛋白粉、1杯杏仁奶、1/2杯新鮮藍莓、2匙杏仁醬、2匙亞麻籽粉。

製作過程：將所有成分放入攪拌機中，攪拌至柔順。

純素肉桂捲奶昔：

2匙Carrington Farms有機椰子蛋白粉混合物、1茶匙肉桂、1/2茶匙香草精、2匙亞麻籽粉、3/4杯Kite Hill無糖杏仁奶優格、1杯無糖杏仁奶、1杯冰塊（使用他牌蛋白粉或優格，可能會影響營養成分）。

製作過程：將所有成分放入攪拌機中，攪拌至柔順。

第 10 章

延續一生的維持計畫

過去，你或許已經嘗試過各種斷食或飲食計畫，努力讓自己維持身材、避免復胖，而本書可以幫助你達成過去那些飲食計畫沒辦法做到的減重效果。除了能維持減重後的體重，加爾維斯敦飲食法還能協助你養成並維持新的生活習慣，這正是這套飲食法的厲害之處。而正向的飲食習慣，就是長期減重成功的主要要素。

現在，你已經進行了約一個月的加爾維斯敦飲食法。你開始習慣間歇性斷食的生活，在採購及烹飪時，也不忘考慮營養素比例和抗炎食物。當這三個原則變成習慣時，成功便離你不遠了。

想像看看，養成一個新的習慣，就像是走出一條山林小徑。當你反覆走過同一條小徑時，你長期踩下的步伐，將會形成一條路跡明顯的道路，一度被荊棘掩蓋的灌木叢，現在已經變成讓人熟悉、又能輕鬆行走的幽美林道。

沿著這條美麗的林道前進，你不再感到艱辛，反而能輕輕鬆鬆抵達目的地。這條林道走起來很輕鬆，所以你會一而再、再而三的走，而建立新的飲食和生活習慣也是同理。

加爾維斯敦飲食法旨在幫助你找回健康又幸福的生活，讓你接下來的生命健康的延續下去。恢復到健康體重後，許多疾病都可能隨之痊癒。獲得了這些好處，親眼看到成效，你肯定更想繼續走在這條林道上！

那麼，**問題是，該如何繼續過這樣的生活？答案就是——進入「維持模式」**。所謂的維持模式，就是隨著時間的推移，讓這些習慣在日常中扎根。這不代表你必須一輩子遵守某個死板的規定，其實，鞏固習慣的核心之後，你就可以修改原則，自由運用可調整的彈性空間。

保持間歇性斷食的習慣，避免溜溜球效應

到目前為止，你的身體已經習慣了間歇性斷食，因此，對你來說，這應該是能輕鬆維持的習慣。對我自己而言，我原本只是打算間歇性斷食幾個月，但這竟然成為我生活的一部分，讓我能夠控制體重、降低炎症，每天都感到很舒暢。

儘管間歇性斷食是一種溫和的減肥方式，但其真正的力量在於維持體重，不會害你復胖或產生溜溜球效應。現在，每當有女性向我諮詢時，我都會建議她們進行間歇性斷食。這可能是你第一次養成一個可以維持體重、又能降低炎症的習慣。

科學能輔佐我的觀點。在過去，諮詢師通常會建議說，想維持體重，就好好計算卡路里；但統計數據顯示，這個方法並沒有效，九五％的斷食者在一年內就復胖。更糟糕的是，他們減去的五〇％是脂肪，另外五〇％則是肌肉。

在二〇二一年，堪薩斯大學醫學中心（University of Kansas Medical Center）進行了

一項關於透過間歇性斷食維持體重的有趣研究。研究人員發現，間歇性斷食可以取代計算卡路里，有效防止體重反彈，是能幫助人們維持健康體態的方法。

抗發炎食物，每天都該攝取

現在，你應該已經意識到，你所攝取的食物能幫助你改善炎症、調整新陳代謝、提高減重成效，並增強整體健康。

由於加爾維斯敦飲食法是一種飲食風格，而不是速成飲食，因此這可說是一種非常有效的抗炎計畫。關鍵在於食用各種富含抗氧化劑、植物性化學成分（phytochemicals）、纖維、健康脂肪、瘦蛋白質和其他營養素的食物，這些食物和營養素能有效預防疾病、控制體重，並防止中年相關症狀復發。

在選擇飲食時，你現在有更大的發揮空間，你可以自由調配抗炎食物，例如，每天多吃一到兩份葡萄、甜瓜、木瓜、鳳梨、桃子和其他新鮮水果，讓營養來源變得更多元。你還可以增加碳水化合物攝取量，多吃一、兩份澱粉質碳水化合物，如紅薯、冬季南瓜、各種根莖類蔬菜和全穀物。這些食物都有顯著的抗炎功效，你只需要確保碳水攝取量符合你設定的比例。

記住，加爾維斯敦飲食是一個終生計畫，它攸關選擇，只要你願意選擇健康的飲食和生活，就做得到。正如前面提到的森林小徑，這與意志力無關，而是與你自身的學習將內化有關，你只需要一步一步朝更健康的自己邁進。而想變得健康，抗炎食物非常重要，可以減少長期疾病的風險，每天都應該攝取；然而，如果你又回去吃錯誤的飲食，炎症可能又會復發。因此，我們必須藉助正確的營養來持久抵禦炎症。

漸進調整營養比例，讓你走得更長久

隨著你的腰臀比、體重和其他健康指標改善，你可以在幾個星期後開始調整營養比例。這意味著你現在可以多吃優質的碳水化合物、減少攝取脂肪，同時吃適量的蛋白質。換句話說，你將調整你吃的碳水化合物和脂肪的比例。當你感到更健康、對自己的體型更滿意時，你就不需要再遵循讓身體進入燃燒脂肪模式的方法，反而可以藉由調整營養素比例來平衡一切。

你可能很好奇，為什麼可以調整比例？答案是，**現在你體內的賀爾蒙已經獲得更適當的調節，新陳代謝更健康，能量也更充沛，代表你的身體可以承受不同的營養素攝取比例**。當然，你還是要繼續吃抗炎食物，甚至可以吃更多，但你可以調整你的飲食型態，漸進式改變宏觀營養素的比例。不過，請著重在「漸進式」這三個字，這種改變一定要慢慢來，才有可能走得長久。關於漸進式調整的建議：

1. 將營養攝取比例調整為：脂肪六〇%，蛋白質二〇%，碳水化合物二〇%，以這樣的營養比例執行一至數個星期。
2. 接著，將營養攝取比例調整為：脂肪五〇%，蛋白質二〇%，碳水化合物三〇%，再進行幾個星期。
3. 最後，長期維持在脂肪四〇%，蛋白質二〇%，碳水化合物四〇%。

當然，在進行這些調整時，繼續追蹤宏觀營養素非常重要。請留意身體對這些調整的反饋，並保持耐心，每次調整可能需要花上幾個星期才會變成習慣。

同時，別忘了記錄你的體重。在維持階段，每週可秤重一次至多次。樣本數最多的體重維持相關研究國家體重控制登記計畫（National Weight Control Registry）中表明，**能成功維持體重的人，通常每週都會站上體重機一次**。

同時，別忘了監測其他身體數據變化，比如腰臀比。隨著你繼續將更多食物納入飲食計畫中，你要留意這些食物會不會引起任何發炎或不適，如果有這樣的情況，就要考慮減少攝取或排除。如果發現自己增加了兩公斤，請別感到驚慌，這是很正常的事情。但如果你發現體重增加的速度更加快速，或是腰臀比不如預期，這就是一種警示，暗示你的身體也許該暫時回到七：二：一的飲食比例。

在調整攝取比例時，請參考以下建議：

- 本書中的所有食譜，都可以配合自己的宏觀營養素比例調整。
- 用全穀物、豆類和更高澱粉的南瓜和水果，取代低碳水化合物的蔬菜。
- 減少每餐和每次零食攝取的健康脂肪量。例如，可以吃半個酪梨而不是整個，或使用一湯匙而非兩湯匙橄欖油。
- 持續多吃抗發炎食物。

我個人的經驗法則是，**如果你吃下肚的食物是大自然製造的，未經加工，不需要成分標籤，那就是好的食物！**但如果是在工廠中製造、不像自然生成的食品（例如，天然的穀物跟早餐麥片的外型相差甚遠），或是由科學家加強風味的食物（如洋芋片），那很可能就對身體不好。

此外，購買調味料時，請仔細查看成分，避免添加糖和會導致身體發炎的添加物。

四十三歲時，瓦萊麗（Valerie）接受了子宮切除手術。雖然她從未有過體重問題，但她注意到自己的體重逐年上升，到了五十歲更年期，她的體重有了明顯變化，原本纖小的身軀上升到六十公斤，腰部也明顯變粗許多。

她說道：「我這輩子從來沒有過這麼大的小腹。我雖然喜歡自己豐滿的身材，但我真的很討厭這個小腹。無論如何，我在兩個星期內，已經減去快三公斤！而現在，我的體重已經降至五十五公斤，也就是我當初設定的目標體重。更重要的是，我不再脹氣和便祕，成功從飲食中排除了添加糖後，我的小腹也消失了！感覺太棒了！而且，我完全沒有靠吃藥或任何不正常的飲食方式，便達成了一切，過於極端的飲食習慣是無法保持的。」

另一個個案是勞利（Laurie），她正在經歷更年期。進行六個星期的加爾維斯敦飲食法後，她減去五公斤，也看到身體出現其他好的變化。

「我注意到，在開長途車或久坐後，我的臀部不再疼痛，」她說：「對我來說，這種舒緩的感覺真是太神奇了，原本這種疼痛越來越嚴重，我還很擔心是不是該更換髖關節了。我在密西根州擔任助產士，這是非常忙碌的一份工作，如果身體還可以負荷，接下來幾年我還想繼續做下去。幸好，開始執行加爾維斯敦飲食法後，我現在非常健康。」

梅拉（Mayra）最近收到她的血液檢查報告，她非常高興的說：「我不再是糖尿病前期患者，膽固醇也不再遊走於超標邊緣。隨著計畫執行和不斷鍛煉，我減掉原本瘦不下來的體重，更棒的是，我完全沒有更年期症狀。以前我能輕微感受到的症狀，現在已經完全消失。」

至於黛比（Debbie），她非常相信間歇性斷食，她說：「我遵循加爾維斯敦飲食法，並實行一六八間歇性斷食。現在，我已經減去三十五公斤，感覺從未如此好過。好希望我當初能早點認識間歇性斷食，因為我成功利用這套方法維持在理想體重，在過去，我的體重總是波動不定，但現在不再如此。」

維持階段的飲食計畫

身處維持階段的你，可以參考以下飲食計畫，我為一般菜單和素食餐各提供了兩天的範例。這些菜單大多使用了調整過的食譜，但也包括前面提到的一些食譜。

維持階段：傳統菜單

第一天

營養成分：脂肪：四三％，蛋白質：二一％，淨碳水化合物：三六％，纖維二十九克。

- **第一餐：瑪麗·克萊爾的優格杯（第二一二頁）**

點心一：堅果香蕉吐司（第三〇九頁）

- **第二餐：牛肉卷搭配花椰菜泥和烤地瓜（第三〇〇頁）**

點心二：約會之夜（第三一〇頁）

第二天

營養成分：脂肪：四〇％，蛋白質：二四％，淨碳水化合物：三六％，纖維三十四克。

- **第一餐：迷你酪梨吐司（第三〇一頁）**

點心一：鷹嘴豆番茄沙拉（第三一〇頁）

- **第二餐：檸檬椒鹽雞搭配法老小麥（第三〇二頁）**

點心二：夏日水果沙拉（第三一一頁）

維持階段：素食菜單

第一天

營養成分：脂肪：四七％，蛋白質：一六％，淨碳水化合物：三七％，纖維二十七克。

- **第一餐：花生醬豆腐飯（第三〇三頁）**

點心一：兩顆水煮蛋

- **第二餐：純素低脂蛋白沙拉（第三〇五頁）**

點心二：肉桂葡萄烤蘋果（第三一二頁）

第二天

營養成分：脂肪：四八％，蛋白質：一六％，淨碳水化合物：三六％，纖維三十一克。

- **第一餐：杏仁奶油藍莓燕麥餅（第三〇六頁）**

點心一：杏仁藍莓奶昔（第二八八頁）

- **第二餐：燉蘑菇奶油糙米飯（第三〇八頁）**

點心二：梨片搭配檸檬瑞可塔起司醬（第三一二頁）

維持階段的食譜

以下為七款「維持階段」的食譜，有些是前面出現過的食譜的調整版，讓營養素比例符合你現在該吃的比例。

主餐

牛肉卷搭配花椰菜泥和烤地瓜

這份食譜與原食譜的差異在於，我將杏仁粉替換為燕麥粉，因為燕麥粉含有更多碳水化合物。而肉卷和烤地瓜是美味又富含優質碳水的好食材，也包含了抗炎飲食的益處。

材料：（4人份）

2湯匙橄欖油、1/4杯切碎的洋蔥、草飼牛肉絞肉（約680克瘦肉）、1杯燕麥粉、2顆雞蛋、1/3杯無糖番茄醬、1/2杯帕馬森起司粉、1/2茶匙鹽、1/2茶匙黑胡椒、1/2茶匙大蒜粉、6根小的地瓜、2杯花椰菜泥、6湯匙（3/4塊）有鹽奶油

作法：

1. 預熱烤箱至一百七十五度。

❷ 在一個小平底鍋中加熱橄欖油，接著放入洋蔥，炒約三分鐘至洋蔥呈現透明。

❸ 在一個大型碗中，將牛絞肉、炒過的洋蔥、燕麥粉、蛋液、番茄醬、起司粉、鹽、胡椒和大蒜粉均勻混和。將這團混合物塑成橢圓形的肉卷狀。

❹ 將肉卷放在一個淺烤盤或肉卷盤中放入烤箱烤一小時。肉卷烤約十五分鐘時，用叉子戳地瓜，並將地瓜放在烤盤旁的烤架上，或烤箱的另一層烤架上。

❺ 與此同時，加熱花椰菜泥。

❻ 小心的將肉卷從烤盤中取出並放到上菜盤中，若周圍有出現多餘的肥油，可以刮除掉。同時，確認烤地瓜的軟硬度，夠軟時可從烤箱中取出。

❼ 將肉卷切片並放在碟子上，搭配適量的花椰菜泥和地瓜泥。如果想要，花椰菜可以搭配小塊奶油享用。

主餐

迷你酪梨吐司

透過這道餐點，我將教你如何修改食譜，以減少脂肪攝取量。要調整第二一七頁的原食譜，只需要減少橄欖油的用量，並使用半顆酪梨代替整顆。

材料：（1人份）

1/2茶匙橄欖油、1/2顆酪梨、2顆雞蛋、鹽和黑胡椒、2片發芽穀物麵包、紅辣椒片（非必要）。

作法：

❶ 將橄欖油加熱至中高火，直至油熱。打入雞蛋，根據喜好，煎或炒約三分鐘。

❷ 同時，將麵包烤至偏好的脆度。

❸ 將烤好的麵包放在碟子上。放上酪梨片，然後放上蛋，並以鹽和胡椒簡單調味。如果需要，也可以撒上紅辣椒片調味。

主餐 檸檬椒鹽雞搭配法老小麥

在維持階段，你可以開始攝取更多穀物，來提升碳水化合物的比例。這款維持版本的檸檬雞搭配酸豆（第二四四頁）加入了法老小麥，是一種高纖維、高蛋白的全穀物小麥，非常美味。

材料：（4人份）

4片去皮去骨的雞胸肉（約450克）、鹽和黑胡椒、4湯匙酥油或橄欖油、2顆檸檬，1顆榨汁，1顆切片、1瓣切片的大蒜、2湯匙瀝乾的酸豆、1顆切片的洋蔥、4杯修剪過的四季豆、1/4杯烘烤過的杏仁條、4杯煮熟的法老小麥、2湯匙有鹽奶油。

作法：

❶ 將雞肉拭乾，依個人口味用鹽和胡椒調味。

❷ 使用一個大型平底鍋，開中高火，加入一湯匙酥油，油熱了之後，放入雞肉。翻面一次，煎八至十分鐘，直到熟透為止。將雞肉移到盤子上，蓋好保溫。

❸ 將檸檬汁、一湯匙酥油、大蒜和酸豆加入鍋中，中高火煮到沸騰。加入檸檬片，然後將雞肉放回鍋中，降低火候，燉煮雞肉五分鐘。

❹ 在另一個中型平底鍋中，中火加熱剩餘的兩湯匙酥油。油熱了之後，加入洋蔥和四季豆，炒至洋蔥變透明、四季豆變軟，約花五分鐘。

❺ 將杏仁片撒入四季豆中，攪拌均勻。

❻ 將雞肉整齊擺放在盤子上，並搭配洋蔥和四季豆。旁邊放上法老小麥及奶油塊。

主餐　花生醬豆腐飯

這是一道受亞洲料理啟發的素食菜餚，這個花生醬豆腐（第二三五頁）的維持版添加了糙米，藉此提供額外的碳水，此外，糙米富含纖維和鎂。

材料：（4人份）

1塊方型板豆腐（約400克）、1/4杯無糖花生醬、2湯匙溜醬油、2湯匙水、3湯匙Swerve甜味劑、1茶匙烤芝麻油、1/2茶匙紅椒片、1湯匙新鮮薑末、2又1/4杯切碎的青花筍、1湯匙椰子油、4杯蒸熟的糙米。

作法：

❶ 在兩張紙巾和兩個盤子夾住豆腐，在上方的盤子上放置重物（如罐頭），壓住豆腐至少三十分鐘。然後將豆腐切成一．二公分的方塊，最後約會獲得1又1/2杯豆腐。
❷ 將花生醬、溜醬油和水混合，加入薑黃、芝麻油、紅椒片和薑。
❸ 蒸或水煮青花筍約五分鐘，變軟後保溫。
❹ 在大平底鍋中，中火加熱椰子油，融化後加入豆腐，煎十至十五分鐘，偶爾翻面，直到豆腐變成輕微的金黃色。
❺ 倒入醬汁混合均勻。把糙米盛入碗中，淋上豆腐混合物，再放上溫熱的青花筍。

主餐

純素低脂蛋白沙拉

這是純素蛋白質沙拉（第二二六頁）的維持版本。這份食譜減少了食譜中的脂肪並減少橄欖油和芝麻醬的用量，使用半顆酪梨而不是整顆。

材料：（2人份）

- 醃漬天貝：2湯匙巴薩米克醋、1湯匙溜醬油或醬油、1湯匙純楓糖漿、1/2茶匙大蒜粉、少許鹽和黑胡椒、1/2塊天貝（約100克）。
- 烤豆腐：1/2塊切成小塊的板豆腐（約150克）、1湯匙溜醬油或醬油、1/2茶匙大蒜粉、少許鹽和黑胡椒。
- 沙拉：1顆切碎並蒸熟的青花菜、2杯切碎的芝麻葉、1杯切丁的黃瓜、1顆酪梨、4湯匙大麻籽、1茶匙芝麻醬、1茶匙橄欖油、新鮮檸檬汁。

作法：

1. 料理天貝：在一個淺盤中混合巴薩米克醋、溜醬油、楓糖漿、大蒜粉以及鹽和胡椒。加入天貝，浸泡至少兩小時，最長可泡隔夜。
2. 準備好後，將烤箱預熱至攝氏兩百度。將一個小烤盤噴上烹飪噴霧油，或在上面鋪上矽膠烘焙墊。

3 將醃漬好的天貝塊放到烤盤中烤二十分鐘，想要的話，可以用剩餘的醃汁稍微拌勻天貝塊。

4 製作豆腐：將豆腐塊與大蒜粉、溜醬油、鹽和胡椒一起拌勻，在兩百度烤三十分鐘，直至變成金黃色（可與烤天貝一同烘烤）。

5 組合沙拉：將花椰菜、芝麻菜、黃瓜和酪梨放入一個大沙拉碗中。加入烤好的天貝和豆腐塊後拌勻。撒上大麻籽。淋上芝麻醬和橄欖油，然後再拌一次，確保所有食材都均勻裹上醬汁，最後擠上新鮮檸檬汁提味。

主餐 杏仁奶油藍莓燕麥餅

這道美味的早餐／早午餐，以燕麥粉取代了亞麻籽煎餅（第二一九頁）中的亞麻籽粉。燕麥粉的碳水化合物較高，是纖維、維生素和礦物質的優秀來源，事實上，任何食譜都可以嘗試以燕麥粉取代白麵粉，藉此增加富含營養的碳水化合物。

材料：（4人份）

1杯燕麥粉、4顆輕輕打散的雞蛋、1/3杯無糖杏仁奶（或其他奶類）、2茶匙新鮮檸檬汁、1茶匙蘇打粉、1茶匙香草精、1茶匙肉桂粉、1/8茶匙鹽、1/2茶匙椰子油、4茶匙無糖杏仁醬、2杯冷凍藍莓。

作法：

❶ 在一個大碗中，將燕麥粉、蛋液、杏仁奶、檸檬汁、小蘇打粉、香草、肉桂和鹽混合在一起。如果混合物太濃稠，可加入更多杏仁奶或水，以達到剛好的濃稠度。

❷ 用中火加熱一個大平底鍋，加入椰子油。當油融化、變熱時，每次倒入約1/4杯的麵糊，製作二至三片煎餅，並用湯匙輕輕延展。一面煎二至三分鐘，或直到邊緣開始變硬、出現氣泡再翻面煎二至三分鐘。在煎新的煎餅時，將完成的煎餅蓋著保溫。

❸ 同時，在微波爐中將杏仁醬加熱至融化。將冷凍藍莓放入碗中微波退冰，直到變成常溫且多汁。

❹ 將煎餅放在碟子上，淋上融化的杏仁醬，灑上藍莓。

主餐

燉蘑菇奶油糙米飯

第二五一頁的燉蘑菇奶油蒜味花椰菜飯使用了花椰菜飯，而在這裡，我把主食改成糙米飯，糙米是優質碳水和纖維的絕佳來源。此外，我還添加了優格和巴西里，並降低脂肪攝取量。

材料：（4人份）

- 燉蘑菇：5朵切半或切四分的白蘑菇、6瓣大蒜切成蒜末、1顆切成薄片的黃洋蔥、2杯蔬菜高湯、4茶匙煙燻紅椒粉、2湯匙全脂希臘優格、鹽和黑胡椒、1/2杯切碎的新鮮巴西里。
- 奶油糙米飯：3湯匙橄欖油、4杯煮熟糙米、2瓣大蒜切成蒜末、1又1/2茶匙鹽、1茶匙黑胡椒、1/2杯蔬菜湯、2湯匙酥油或無鹽奶油、2湯匙重奶油。

作法：

1. 製作燉蘑菇：將蘑菇、大蒜、洋蔥、湯和紅椒粉放入燉鍋中，大火熬煮四小時。
2. 打開鍋蓋，拌入希臘優格。根據個人口味加入鹽和黑胡椒調味後，蓋上鍋蓋保溫。
3. 製作奶油糙米飯：以中火加熱一個大鍋，並加入橄欖油。油熱後，放入糙米、大蒜、鹽和胡椒，輕輕用木湯匙攪拌三分鐘。倒入高湯，蓋上鍋蓋，將溫度降至中小火煨十二分鐘，不時輕輕攪拌。

4. 加入酥油和鮮奶油，再煨五分鐘，直至變得濃稠。
5. 將燉蘑菇淋在奶油糙米飯上享用。

點心

堅果香蕉吐司

香蕉含有豐富的鉀和電解質來源，是增加碳水化合物含量的好選擇。

材料：（1人份）

2片發芽穀物麵包、1根香蕉、1茶匙無糖杏仁醬、肉桂粉。

作法：

將麵包烤至偏好的脆度，將杏仁醬塗抹在烤麵包上，並鋪上香蕉片。如果想要，可以撒上肉桂粉。

點心

約會之夜

椰棗是天然甜味的美味來源。此外，椰棗含有豐富的鉀、鎂和鐵，也是非常棒的天然抗氧化劑；而黑巧克力不但富含豐富的抗氧化劑，更具有抗發炎的效果。

材料：（1人份）

1塊70％以上的黑巧克力（約30克）、2顆去核的椰棗。

作法：

將巧克力放入小碗中，用微波爐低溫加熱約二至三分鐘至融化。用椰棗沾著巧克力吃，或是直接浸在巧克力內再取出。

點心

鷹嘴豆番茄沙拉

含有鷹嘴豆等豆類的食譜，代表你將會攝取到豐富又優質的碳水化合物、蛋白質和纖維。這款點心容易製作，並對身體健康好處多多。

材料：（1人份）

1罐沖洗並瀝乾的罐裝鷹嘴豆、1杯切半或切四分的葡萄番茄、2顆特大橄欖、1茶匙碎洋蔥、1匙巴薩米克醋。

作法：

將鷹嘴豆、葡萄番茄、橄欖和洋蔥放在一個中型碗中均勻混合，淋上巴薩米克醋，靜置十至十五分鐘後便可以享用。

點心

夏日水果沙拉

維持階段可以多吃新鮮水果。製作這樣的水果沙拉是能多攝取水果的方式，你可以吃進富含抗氧化劑的彩色水果。

材料：（1人份）

1根切片的香蕉、1/2杯切塊的新鮮西瓜、1/2杯切片的新鮮草莓。

作法：

將香蕉、草莓和西瓜放在一個中型碗內混合，即可享用。

點心

肉桂葡萄烤蘋果

在食譜中結合水果，是提高碳水化合物攝取的簡單方法之一，就像這個食譜一樣。在這篇食譜中，蘋果搭配了葡萄乾，兩者都富含優質碳水化合物及纖維。

材料：（1人份）

1茶匙有鹽奶油、1顆去核的蘋果、1/4杯葡萄乾、1/4茶匙肉桂粉。

作法：

將奶油和葡萄乾放入蘋果去核後的缺口上，撒上肉桂粉。將蘋果放在一個小型碗中，放進微波爐中以中火微波一至二分鐘，直到蘋果稍微變軟。

點心

梨片搭配檸檬瑞可塔起司醬

梨是纖維量最高的水果之一。享受這款美味的沾醬搭配梨片。

材料：（4人份）

1杯全脂瑞可塔起司、1顆榨汁的檸檬、2湯匙橄欖油、2湯匙新鮮羅勒、4顆切開、去核並切片的梨。

作法：

將起司、檸檬汁、橄欖油和羅勒放入一個小碗中，攪拌均勻，然後與梨片一同享用。

不必餐餐自己煮，外食這樣吃

加爾維斯敦飲食法非常多變，你可以吃的食物非常多樣，不必餐餐自己煮，外出用餐時，只要根據加爾維斯敦飲食法的原則點餐即可。

現在，越來越多的餐廳提供健康又新鮮的食材，許多菜單包括烤肉、魚類、新鮮蔬菜等富含豐富營養素的食物。因此，吃外食並不是件難事。

簡單來說，點餐時，只要遵守吃瘦蛋白質、蔬菜（如沙拉或低碳水化合物的蔬菜）、小地瓜或少量糙米等健康澱粉的準則即可。

另外，在主菜上，可以選擇瘦肉（如小牛腰或菲力牛排）、烤雞、火雞，或任何烤、燒或水煮過的魚類，也可以搭配青菜或油醋沙拉。

也不要吝於向店員要求更換或添加食材！現在許多餐廳都能接受客製需求，例如不要薯條、蔬菜加倍等；不合適的食物就不該出現在餐桌上，只要把它們剔除，這些食物就不會一直引誘你！

不過，儘管外食也能很健康，但大多數餐廳的分量仍遠多過平常你在家吃的分量。所以，當你感覺到飽足感時，不必全部吃完，剩餘的食物可以打包帶回家，下一餐再繼續享用。以下是外出用餐的一些注意事項：

- **三明治店和漢堡店**：通常這類店家可以根據你的要求，用生菜菜葉代替漢堡和三明治的麵包，這樣可以減少加工碳水化合物的攝入。
- **沙拉碗和沙拉主菜**：在菜單上看到這些料理，我都會很開心，尤其是進去美國西南部餐廳或墨西哥餐廳，發現可以用沙拉碗替代捲餅或塔可餅的時候。你可以點一份由蛋白質、生菜、豆類、少量起司、莎莎醬和酪梨組成的沙拉，再搭配烤雞、蝦子、豆類或切片酪梨，都能讓這一餐變得美味可口。

雖然要請店家加入堅果可能有些難度，但許多餐廳提供可以搭配沙拉、飯、少量黑豆或牛仔豆（charro beans）的烤肉或雞肉。一些墨西哥餐廳甚至提供高纖維玉米餅，可以搭配肉或豆類食用。

- **亞洲餐廳**：這些餐廳提供各種炒肉類、炒海鮮和炒蔬菜，關鍵是使用清淡的醬汁調味，並搭配少量糙米。例如，黑豆醬就是一個健康的選擇。此外，你也可以點燙蔬菜或炒蔬菜，並確保你點的每道料理中都含有蔬菜。

  此外，木須炒鮮蔬、木須炒雞肉或蘑菇雞片等菜餚，通常含有高麗菜、蘑菇、胡蘿蔔、荸薺、筍子，有時還有腰果，並以薑和大蒜調味。不然，你也可以喝碗高湯，喝了很快就會感受到飽足感。
- **牛排館**：在這裡點餐很容易，有牛排、烤雞、烤魚、附餐沙拉、新鮮蔬菜等選擇，你只要確保你點的餐點裡沒有含糖調味醬即可。或者，你可以問問看是否能加上炒蘑菇作為佐料。許多牛排館還提供沙拉，你可以問問看，他們是否能客製成加爾維斯敦飲食法適用的版本。
- **希臘和地中海餐廳**：這裡肯定有很多美味又健康的餐點，像是烤肉和希臘沙拉。如果想吃素，可以點一份薄片小黃瓜沾鷹嘴豆泥（這絕對是比皮塔餅更好的選擇）。
- **義式餐廳**：義大利菜不僅止於麵食！事實上，在義大利，許多地區根本不太吃麵食。在義式餐廳用餐時，你可以看看菜單上「secondi」（第二道主菜）的部分，這類別的料理通常是非麵食的主菜，以牛排、雞肉、魚肉等瘦肉為主。此外，要避免麵包這類型的碳水化合物，著重於享用以橄欖油調味的新鮮蔬菜。

- **印度餐廳**：印度烤雞絕對是個不會出錯的選擇，配餐可以再搭配蔬菜或一小份咖哩鷹嘴豆。這種菜餚通常會用大量抗炎香料調味。
- **披薩**：我最近注意到，許多披薩店都開始迎合低碳風潮，提供用花椰菜餅底製作的披薩。如果你找到提供這種餅底的店家，可以將它堆滿辣椒、洋蔥和蘑菇等蔬菜，也別忘了撒上一些橄欖，增加健康脂肪。
- **早餐**：去外面吃早餐時，請選擇蛋、一小份水果和幾片火雞肉培根。蔬菜歐姆蛋也是不錯的選擇。

其他相輔相成的生活建議

隨著加爾維斯敦飲食法的三個原則成為日常習慣，在生活中，你肯定也想做出有益於健康的選擇，例如擁有足夠睡眠、規律運動、持續自我反思等，這些行為都會幫助你鞏固這些習慣。

1. 充足睡眠對保持健康至關重要

雖然節省睡眠時間能讓你有更多時間完成工作，但也可能因此付出巨大的健康代價。

睡眠不足時更容易感到飢餓，渴望不健康的食物，這可以歸因於賀爾蒙。研究表明，**每晚只睡四到五個小時的時候，飢餓素會飆升，讓你在隔天醒來之後感到非常飢餓**。

此外，若睡眠不足，身體會釋放皮質醇，皮質醇升高，肝臟便會釋放儲存的葡萄糖，但也會限制胰島素。因此，你的血糖會飆升，讓你更想進食，而且通常會更想吃含糖碳水化合物。還有其他研究將睡眠不足與抑鬱、焦慮連結在一起，這兩個症狀在中年時期都非常普遍。不僅如此，睡太少也可能導致胰島素阻抗，這是引起高血壓、心臟疾病和第二型糖尿病的觸發因素。

改善睡眠的最佳方法之一，是建立一個睡眠儀式，就像我們在小孩子睡前，會叫他去洗澡、讀故事給他聽一樣。現在，你也可以為自己做類似的事情，利用某個夜間儀式，向大腦和身體發出開始放慢節奏的訊號。

以下是一些建立睡眠儀式的方式：

- 善用白噪聲或耳塞，並將手機靜音，更好的辦法是將手機放在另一個房間。
- 在睡前的四十五到六十分鐘，減少接觸亮光和藍光。
- 遵循固定的睡眠時間表，而且最好在那一週開始之前就先制定。先確認你每天的行程，設定一個自己可以遵循的時間表。根據大多數醫學指南，對大多數成年人來說，最佳睡眠時間是七到八個小時。

- 培養午睡的習慣，有機會就小睡一下。如果你的工作是輪班制，容易睡眠不足，午睡可以幫助你在該清醒的時候保持清醒。即使你是普通上班族，疲倦時也可以小睡十五到三十分鐘，不要睡太久，不然可能會打亂你制定的睡眠時間表。
- 在睡前六個小時內，避免咖啡因、酒精、尼古丁，這三樣刺激物都有可能影響睡眠品質和長度。

2. 保持運動習慣

運動，在加爾維斯敦飲食法中亦是非常重要的一環，可以改變你的身體組成，增加瘦肌肉、減少脂肪含量，而這兩種變化有助於維持健康體重。

不僅如此，運動還能幫助提高骨密度（bone mineral density，簡稱ＢＭＤ），從而預防或停止骨質疏鬆症，其實，骨質流失是女性進入更年期時最大的擔憂之一。如果想預防骨質疏鬆症，醫師會給的第一個建議都是定期運動。

你有長期身體疼痛的困擾嗎？運動可以改善。大多數疼痛症狀，都與關節炎、臀部疼痛或腰部不適有關。這聽起來可能很諷刺，但當你開始鍛煉這些部位時，長期下來，你就會感受到疼痛感逐漸減緩。

我在加爾維斯敦飲食法中，也多次談到內臟脂肪的可怕，而除了執行這套飲食法之外，規律運動也可以幫你消小腹。運動還可以預防與肥胖相關的疾病和併發症，包括第二型糖尿病、高血壓、某些癌症、脂肪肝等，並降低罹患乳癌的風險。

我喜歡運動，因為運動讓我的精神更好，也能提振情緒、減輕壓力。當我開始對自己的身體負責任時，我在日常生活中也感到更有自信，做事更有成效。

想讓身體動起來，永遠不嫌太晚，如果你不知道該如何在繁忙的生活中插入運動時間，或是因為過去多年都沒有好好運動而感到氣餒，請千萬不要放棄。無論年齡，都有適合你的日常運動，例如每天散步二十分鐘、上半小時瑜伽課、每週重量訓練兩次或任何其他有趣的運動……只要做了，就能大大改善健康和生活品質。

研究清楚顯示，幾乎沒有什麼比運動更能改善生活並延長壽命，所以，現在就開始運動吧！你會感受到無法言喻的快樂。

最後，還記得我在本書一開始時要求你寫下的那本日記嗎？現在，你可以拿出來看，做一些自我反思。在記錄你已經走了多遠的同時，也別忘了展望未來，接下來還有很長的路要走。你希望未來是什麼模樣？你會如何形容夢想中的生活？

不用客氣，老老實實的回答，寫下你想要擁有的一切，包括渴望、抱負，以及以後想要做什麼。你的目標也許是修復破裂的關係、在世界上有所作為，甚至更具體，像是保持健康，讓自己老了也有力氣含飴弄孫（這是我的目標之一）。

對自己誠實一點，能激勵我們，讓我們了解旅途的前方有什麼重要事物，讓我們充滿希望，相信每一天都會發生美好的事情。

你正過著讓自己每天都感到充實的生活，好好享受吧！

謝辭

我有很多人要感謝，這些人在完成本書及將加爾維斯敦飲食法發揚光大的過程中，都給了我很多幫助。

感謝每天都不斷啟發我的患者們；感謝我的支持者們，他們總是教導我該變得更好、讓我致力於學習更多、彌補自己不足的部分。

感謝我的家人，克里斯·哈弗（Chris Haver），他總是相信著我；凱瑟琳·哈弗（Katherine Haver），她的營養科學專業讓我常保誠實的心態；以及瑪德琳·哈弗（Madeline Haver），讓我在社交媒體經營和擔任母親等各個方面，都保持著誠樸的態度。

感謝測試了這個計畫的志願者們，他們都提供了許多反饋。

我還要謝謝此計畫早期的貢獻者：卡拉·科扎（Cara Coza）、海蒂·席格（Heidi Seigel）、史蒂芬妮·瓦蘇特（Stephanie Vasut）、史蒂芬妮·哈弗（Stephanie Haver）、莉雅·帕斯特（Leah Pastor）和艾莉森·沃利克博士（Dr. Alison Warlick）。

還要謝謝啟發我的醫生和博士：凱莉·卡斯帕里安（Kelly Casperson）、香農·克拉克（Shannon Clark）、大衛・辛克萊（David Sinclair）和湯尼・楊（Tony Youn）。

加爾維斯敦飲食法團隊：珍・皮爾森（Jen Pearson）、瑪格麗特・威爾士（Margaret Walsh）、蜜雪兒・喬恩斯（Michelle Jones）、艾希莉・賽門（Ashley Simon）、維多莉亞・湯瑪斯（Victoria Thomas）、唐・德哥斯（Dawn Drogosch）、傑米・哈德利（Jamie Hadley）、莎拉・喬瑟夫（Sara Joseph）、查克・托特（Zach Toth）、安妮・哈德珍（Ani Hadjinian）、凱西・尚帕（Kathy Champagne）、科迪・懷特（Cody Wright）和茱蒂・柯梅爾（Judy Corsmeier）。

最後，我想感謝我的出版團隊：瑪妮・科克倫（Marnie Cochran）、海瑟・傑克森（Heather Jackson）和麥琪・格林伍德—羅賓森（Maggie Greenwood-Robinson）。

本書參考資料
請掃描QR Code

延伸閱讀

書籍

1. 烏瑪・納多（Dr. Uma Naiboo），《你的大腦如何被食物影響》（*This Is Your Brain on Food*）。
（按：繁體中文版：《大腦需要的幸福食物》，大是文化出版）
2. 馬克・麥特森（Mark P. Mattson），《間歇性斷食時代》（*The Intermittent Fasting Revolution*）。
3. 邁可・摩斯（Michael Moss），《上鉤》（*Hooked*）。
4. 史蒂芬・蓋斯（Stephen Guise），《減重，從日常習慣下手》（*Mini Habits for Weight Loss*）。
5. 格倫儂・道爾（Glennon Doyle），《不受馴服》（*Untamed*）。
（按：繁體中文版：《我，不馴服》，三采出版）
6. 傑森・方（Dr. Jason Fung），《減重密碼》（*The Obesity Code*）。

（按：繁體中文版：《肥胖大解密》，晨星出版）

7. 傑森·方，《糖尿病大解密》（*The Diabetes Code*）。

（按：繁體中文版，晨星出版）

8. 麥可·波倫（Michael Pollan），《食物沒有錯》（*In Defense of Food*）。

（按：繁體中文版：《食物無罪》，平安文化出版）

9. 詹姆士·迪尼寇蘭托尼歐（James DiNicolantonio），傑森·方，《長壽的解決方案》（*The Longevity Solution*）。

（按：繁體中文版：《長壽解方》，晨星出版）

10. 詹姆斯·克利爾（James Clear），《原子習慣》（*Atomic Habits*）。

（按：繁體中文版：《原子習慣》，方智出版）

11. 邁可·摩斯，《鹽、糖、脂肪》（*Salt Sugar Fat*）

（按：繁體中文版：《糖、脂肪、鹽》，八旗文化出版）。

12. 羅伯·魯斯提（Robert Lustig），《新陳代謝》（*Metabolical*）。

13. 喬恩·阿考夫（Jon Acuff），《原聲帶》（*Soundtracks*）。

（按：繁體中文版：《想簡單，其實很簡單》，道聲出版）。

14. 大衛·辛克萊（David Sinclair），馬修·拉普蘭提（Matthew LaPlante），《壽命》

（*Lifespan*）。

（按：繁體中文版：《可不可以不變老？》，天下文化出版）

Podcast

1. 《美食饕客的減重練習》（*Weight Loss for Food-Lovers*）。
2. 《你沒有故障》（*You Are Not Broken*），由醫學博士凱莉·卡斯珀森（Kelly Casperson, MD）主持。
3. 《人生訓練營》（*The Life Coach School*）。
4. 《布芮尼·布朗的生命之道》（*Unlocking Us with Brené Brown*）。
5. 《難事不難，與格倫儂·道爾》（*We Can Do Hard Things with Glennon Doyle*）。
6. 《改善計畫》（*The Improvement Project*）。
7. 《塔拉·布萊克》（*Tara Brach*）

網站和社交媒體

1. 醫生推薦計畫：galvestondiet.com/recommended-physicians/。
2. 加爾維斯敦飲食法終生社群：community.galvestondiet.com/home。

3. 加爾維斯敦飲食法更年期前期測驗：galvestondiet.com/perimenopause-quiz/。
4. 加爾維斯敦飲食法抗發炎測驗：galvestondiet.com/nutritional-anti-inflammation-quiz/。
5. 加爾維斯敦飲食法飲食補充品：shop.galvestondiet.com/。
6. 加爾維斯敦飲食法官網：galvestondiet.com。
7. 加爾維斯敦飲食法部落格：galvestondiet.com/blogs。
8. 加爾維斯敦飲食法補充品：shop.galvestondiet.com。
9. 加爾維斯敦飲食法運動計畫：galvestondiet.com。

社群媒體

1. 臉書：The Galveston Diet Mary Claire Haver, MD。
2. Instagram：@thegalvestondiet。
3. YouTube：@Mary Claire Haver, MD。
4. TikTok：@drmaryclaire。
5. 加爾維斯敦飲食法 Cronometer 版：cronometer.com/galveston/。

國家圖書館出版品預行編目（CIP）資料

加爾維斯敦快速代謝飲食法：70%健康脂肪、20%蛋白質，搭配 10%碳水化合物，萬人驗證成功，縮小腹、抗發炎、不復胖。／瑪莉・克萊爾・哈弗（Mary Claire Haver, MD）著；詹雅棠譯 . -- 初版 . -- 臺北市：大是文化有限公司，2023.11

336 面；17 × 23 公分 . --（EASY；121）

譯自：The Galveston Diet: The Doctor-Developed, Patient-Proven Plan to Burn Fat and Tame Your Hormonal Symptoms

ISBN 978-626-7328-87-3（平裝）

1. CST：健康飲食　2. CST：減重　3. CST：女性　4. CST：更年期

411.3　　112013553

EASY 121

加爾維斯敦快速代謝飲食法

70%健康脂肪、20%蛋白質，搭配10%碳水化合物，萬人驗證成功，
縮小腹、抗發炎、不復胖。

作　　者／瑪莉・克萊爾・哈弗（Mary Claire Haver, MD）
譯　　者／詹雅棠
責任編輯／李芊芊
校對編輯／陳竑悳
美術編輯／林彥君
副總編輯／顏惠君
總 編 輯／吳依瑋
發 行 人／徐仲秋
會計助理／李秀娟
會　　計／許鳳雪
版權主任／劉宗德
版權經理／郝麗珍
行銷企劃／徐千晴
業務專員／馬絮盈、留婉茹、邱宜婷
業務經理／林裕安
總 經 理／陳絜吾

出 版 者／大是文化有限公司
臺北市 100 衡陽路 7 號 8 樓
編輯部電話：（02）23757911
購書相關諮詢請洽：（02）23757911 分機 122
24 小時讀者服務傳真：（02）23756999
讀者服務 E-mail：dscsms28@gmail.com
郵政劃撥帳號：19983366　戶名：大是文化有限公司

法律顧問／永然聯合法律事務所
香港發行／豐達出版發行有限公司 Rich Publishing & Distribution Ltd
地址：香港柴灣永泰道 70 號柴灣工業城第 2 期 1805 室
Unit 1805, Ph.2, Chai Wan Ind City, 70 Wing Tai Rd, Chai Wan, Hong Kong
電話：21726513　傳真：21724355
E-mail：cary@subseasy.com.hk

封面設計／林雯瑛　內頁排版／王信中
印　　刷／韋懋實業有限公司

出版日期／ 2023 年 11 月　初版
定　　價／新臺幣 420 元（缺頁或裝訂錯誤的書，請寄回更換）
I S B N ／ 978-626-7328-87-3
電子書 ISBN ／ 9786267377079（PDF）
9786267377086（EPUB）